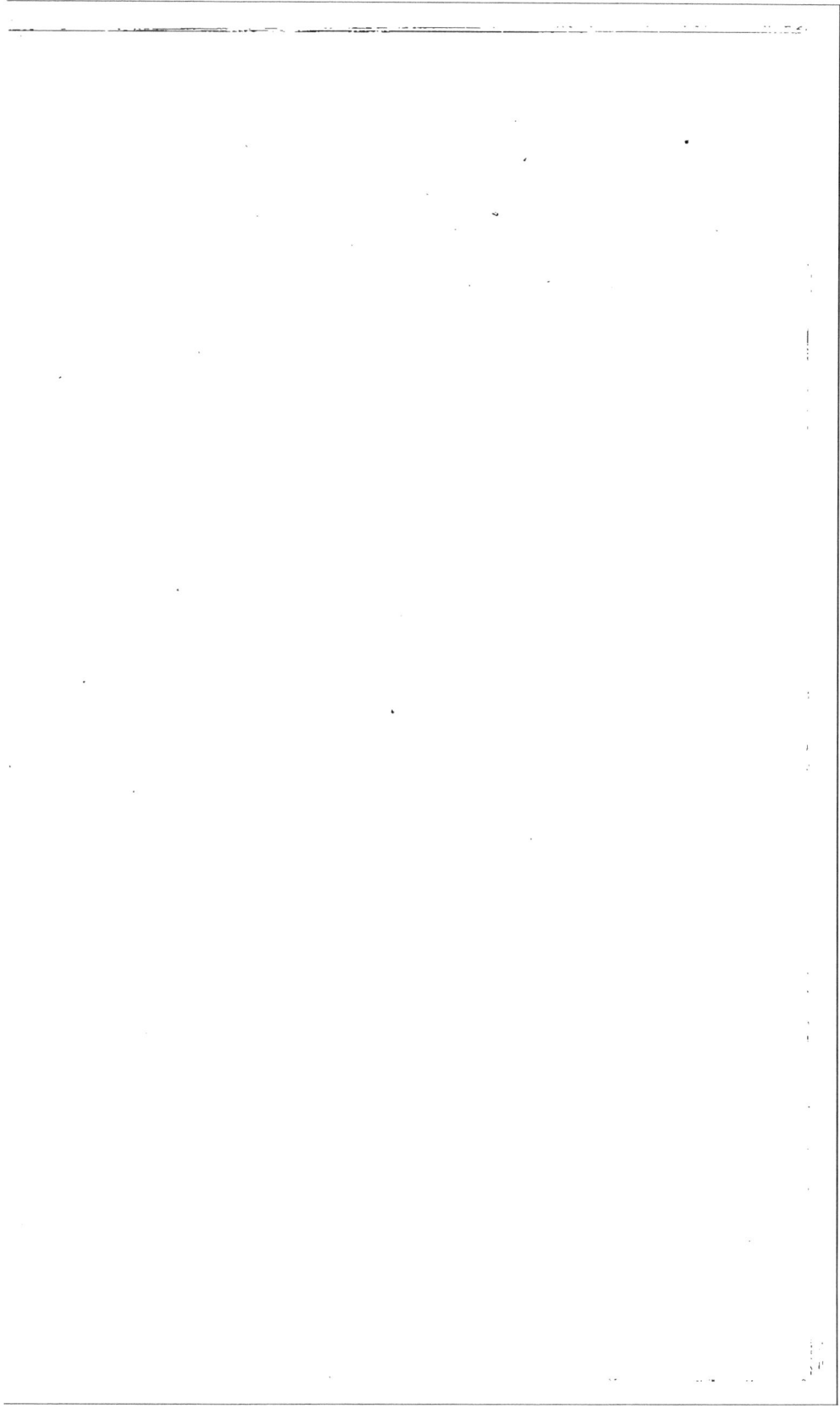

NOUVELLES RECHERCHES

SUR L'ENDOSMOSE

ET L'EXOSMOSE.

Ouvrages de M. DUTROCHET *qui se trouvent chez
le même libraire.*

———

Recherches anatomiques et physiologiques sur la structure intime des animaux et des végétaux, et sur leur motilité. — Paris, 1824, in-8°, fig.

L'Agent immédiat du mouvement vital dévoilé dans sa nature et dans son mode d'action chez les végétaux et les animaux. — Paris, 1826, in-8°.

IMPRIMERIE-LIBRAIRIE DE J.-G. DENTU,
RUE DU COLOMBIER, N° 21.

NOUVELLES RECHERCHES

SUR L'ENDOSMOSE

ET L'EXOSMOSE,

SUIVIES

DE L'APPLICATION EXPÉRIMENTALE DE CES ACTIONS
PHYSIQUES

A LA SOLUTION DU PROBLÊME

DE L'IRRITABILITÉ VÉGÉTALE,

ET A LA DÉTERMINATION DE LA CAUSE
DE L'ASCENSION DES TIGES ET DE LA DESCENTE DES RACINES.

PAR M. DUTROCHET,

Correspondant de l'Institut dans l'Académie royale des Sciences, membre associé de l'Académie royale de Médecine, correspondant de la Société royale et centrale d'Agriculture,
de la Société horticulturale de Paris, des Sociétés horticulturale et médico-botanique
de Londres, de la Société d'agriculture d'Indre-et-Loire, etc., etc.

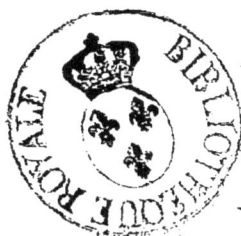

A PARIS,

CHEZ J.-B. BAILLIERE,

LIBRAIRE DE L'ACADÉMIE ROYALE DE MÉDECINE,
RUE DE L'ÉCOLE-DE-MÉDECINE, N° 13 BIS;

LONDRES, MÊME MAISON,
3, BEDFORT STREET, BEDFORT SQUARE;

BRUXELLES, AU DÉPÔT DE LA LIBRAIRIE MÉDICALE.

1828.

ERRATUM.

Pag. 45, lig. 11. L'ouverture *d*, *lisez* l'ouverture *b*.

AVANT-PROPOS.

————

J'AI publié, en 1824, un ouvrage intitulé : *Recherches anatomiques et physiologiques sur la structure intime des animaux et des végétaux, et sur leur motilité ;* en 1826, j'ai publié un nouvel ouvrage intitulé : *L'Agent immédiat du mouvement vital dévoilé dans sa nature et dans son mode d'action chez les végétaux et chez les animaux ;* depuis ce temps, j'ai fait de nouvelles recherches qui ont confirmé, en les modifiant, les résultats auxquels j'étais parvenu dans ces deux ouvrages. Je réunis ici ces nouveaux travaux, dont quelques-uns ont déjà été publiés dans les *Annales de physique et de chimie.* Par ces nouvelles recherches, le phénomène de l'endosmose et de l'exosmose, que j'ai découvert, se trouve décidément appartenir à un nouvel ordre de phénomènes physiques ; et son intervention puissante dans les phénomènes vitaux, n'est plus à mettre en doute.

Les recherches de physiologie végétale que contient cette publication, ne sont qu'une partie détachée de travaux plus étendus que j'ai commencés sur cette matière. Mon projet était d'attendre, pour les publier, que la réunion de ces travaux eût fait une masse plus considérable. Je crains avec raison, en publiant prématurément mes moyens d'investigation, de mettre ceux qui courent la même carrière que moi, à même de m'enlever les découvertes commencées que j'ai en portefeuille, et que je ne suis point encore en mesure de publier; mais les circonstances dans lesquelles je me trouve m'ont déterminé à faire cette publication hâtive.

NOUVELLES RECHERCHES

SUR L'ENDOSMOSE

ET L'EXOSMOSE.

———◦◦◦———

LORSQUE deux liquides de densité ou de nature chimique différentes, sont séparés par une cloison membraneuse, il s'établit au travers de cette cloison deux courans dirigés en sens inverse, et inégaux en force. Il en résulte que la masse du liquide s'accumule de plus en plus dans la partie vers laquelle est dirigé le courant le plus fort. Ces deux courans existent dans les organes creux qui composent les tissus organiques : c'est là que je les ai désignés sous les noms d'*endosmose* pour le courant d'introduction, et d'*exosmose* pour le courant d'expulsion. Un célèbre mathématicien a cru pouvoir expliquer ces phénomènes par la simple attraction capillaire jointe à l'affinité des deux liquides hétérogènes. Je vais ici retracer sommairement sa théorie (1).

———

(1) *Note sur des effets qui peuvent être produits par la capillarité et l'affinité des substances hétérogènes*, par M. Poisson. — *Journal de physiologie expérimentale*, tome 6, p. 361, et *Annales de physique et de chimie*, tome 35, p. 98.

1

Lorsque deux liquides de densités différentès, et dont la hauteur est en raison inverse de la densité, sont séparés par une cloison dont les canaux capillaires sont perméables à ces liquides, la pression exercée sur les orifices de ces canaux est égale de chaque côté ; mais la force capillaire étant inégale aux deux bouts du canal, il en résulte que le liquide soumis à la plus forte action capillaire, remplira le canal entier. Alors, ce filet de liquide se trouve sollicité par deux forces opposées : 1° l'attraction du liquide auquel il appartient, 2° l'attraction du liquide différent situé du côté opposé. Or, cette dernière attraction étant supérieure à la première, il en résultera que le filet de liquide contenu dans le canal capillaire s'écoulera, sans discontinuité, dans le sens où il est sollicité par la plus forte attraction, et augmentera ainsi continuellement la masse du liquide vers lequel il se trouve attiré. Cet effet continuera d'avoir lieu jusqu'à ce que la différence des pressions que les deux liquides exercent, en raison de leur hauteur, soit égale à celle des attractions exercées par ces deux liquides sur le filet de liquide contenu dans le canal capillaire.

Il résulte de cette théorie, qu'il ne doit exister qu'un seul courant au travers de la cloison qui sépare lesdeux fluides hétérogènes, et que ce courant unique doit être dirigé vers celui des deux liquides qui est doué de la plus grande force d'attraction. Or, l'ob-servation prouve qu'il existe au travers de la cloison deux courans opposés et inégaux en force. Ce fait, à lui seul, suffit pour infirmer la théorie de M. Poisson. D'autres faits encore plus concluans, qui vont être rapportés, prouveront invinciblement que ce n'est point l'action capillaire connue jusqu'à ce jour qui produit l'endosmose et l'exosmose. Cependant je dois convenir qu'il existe un certain rapport entre ces derniers phénomènes et l'attraction capillaire. Ainsi, en considérant le pouvoir ascendant des liquides dans les tubes capillaires, on trouve que toutes les fois que deux liquides aqueux d'ascensions différentes sont séparés par une cloison organique, telle qu'un morceau de vessie, il s'établit au travers de cette cloison un courant fort, qui porte le liquide le plus ascendant vers le liquide le moins ascendant, et un courant faible, qui porte le liquide le moins ascendant vers le liquide le plus ascendant. Il résulte de là que la masse du liquide le moins ascendant s'augmente sans cesse aux dépens de la masse du liquide opposé. On pourrait expliquer ce double phénomène par l'attraction réciproque des deux liquides, qui se porteraient l'un vers l'autre au travers des conduits capillaires de la cloison, chacun avec sa possibilité de perméation proportionnelle à son pouvoir ascendant dans les tubes capillaires; mais cette théorie, séduisante au premier coup-d'œil, s'évanouira devant les expériences qui seront rapportées plus bas.

Avant d'entrer dans le détail des expériences nouvelles que j'ai faites sur l'endosmose et l'exosmose, je dois donner la description de l'instrument avec lequel j'ai fait ces expériences, et auquel je donne lè nom d'*endosmomètre*.

Cet appareil consiste en un tube de verre *de* (fig. 1), muni inférieurement d'une partie évasée mobile, laquelle offre en bas une ouverture *ab,* qui est fermée avec un morceau de vessie fixé par une forte ligature dans la gorge circulaire *ii*. Cette partie évasée est ce que je nomme *le réservoir* de l'endosmomètre. C'est dans ce réservoir que je place le liquide dont je veux éprouver la propriété d'endosmose. Ce réservoir se détache à volonté du tube, et l'on réunit ces deux pièces au moyen d'un bouchon de liége *c,* traversé par l'extrémité inférieure du tube; bouchon qui s'adapte au réservoir comme à une bouteille.

Après avoir rempli le réservoir avec le liquide que je veux éprouver, je le fixe au tube, lequel est attaché sur une planchette graduée *pp*. Il ne reste plus alors qu'à plonger le réservoir de l'endosmomètre dans l'eau, au-dessus de laquelle le tube s'élève verticalement. Lorsque le réservoir de l'endosmomètre est fermé avec une membrane organique, tel qu'un morceau de vessie, je fixe au-dessous de cette membrane une plaque métallique percée d'une multitude de trous. Cette plaque soutient la membrane, et l'empêche de se déprimer sous le poids du liquide contenu dans l'endosmomètre. On sent que si l'on ne prenait pas cette précaution, la dépression de la membrane s'accroissant avec la hauteur du liquide contenu dans l'endosmomètre, cette dépression logerait une grande

partie du liquide introduit par l'endosmose ; en sorte
que le mouvement ascensionnel du liquide dans le
tube n'indiquerait point du tout la quantité de l'endosmose.

Lorsqu'on met dans le réservoir de l'endosmomètre
un liquide dense, tel qu'une solution de gomme, de
sucre, ou d'un sel quelconque, et que le réservoir de
cet instrument est plongé dans l'eau, il se manifeste
de l'endosmose, et le liquide intérieur s'élève graduellement dans le tube vertical de l'endosmomètre,
jusqu'à se déverser par son extrémité supérieure. On
obtient le même effet en mettant dans le réservoir de
l'endosmomètre des liquides alkooliques, qui sont cependant moins denses que l'eau, mais qui se compor-
tent comme des liquides denses, en s'élevant peu,
comme eux, dans les tubes capillaires. En même temps
que l'effet d'endosmose a lieu, il se manifeste un effet
d'exosmose. Le liquide contenu dans le réservoir de
l'endosmomètre descend en filtrant au travers de la
cloison, et se mêle à l'eau, qui est ordinairement le
liquide extérieur. Ce mouvement de transport du liquide supérieur le plus dense vers le liquide inférieur
le moins dense, pourrait être attribué à une simple
filtration, qui serait l'effet de la pesanteur du liquide
supérieur. Cette filtration a lieu effectivement, mais
le mouvement d'exosmose a lieu d'une manière con-
comitante. Il était essentiel de prouver l'existence
isolée du mouvement d'exosmose, ou plutôt du mouvement qui porte le liquide le plus dense vers le li-

quide le moind ense. C'est ce que j'ai fait par l'expérience suivante. J'ai mis de l'eau distillée dans le
réservoir d'un endosmomètre fermé avec un morceau
de vessie. J'ai suspendu cet endosmomètre au-dessus
d'un vase qui contenait de l'eau tenant en solution du
sulfate de fer. La membrane de l'endosmomètre tou-
chait la surface de la solution de sulfate de fer, sans
s'enfoncer dedans. Ce dernier liquide étant plus dense
que l'eau distillée contenue dans l'endosmomètre, il
devait y avoir, au travers de la membrane, un courant fort qui portait l'eau en descendant vers la solution saline, et en même temps un courant plus faible
qui portait en montant la solution saline vers l'eau.
Ce dernier courant était ici contrarié par l'effet de
l'écoulement, par l'action de la pesanteur; il ne laissa
cependant pas d'avoir lieu; car au bout de deux heures
ayant essayé l'eau de l'endosmomètre par le nitrate de
baryte et par le prussiate de potasse, j'y constatai
l'existence du sulfate de fer. Ainsi, l'existence des
deux courans antagonistes et inégaux d'endosmose et
d'exosmose, est démontrée d'une manière irréfragable:
l'écoulement par l'effet de la pesanteur est un phénomène accessoire dont les résultats modifient plus ou
moins ceux de ces deux courans antagonistes.

La membrane de l'endosmomètre, en opérant l'endosmose, produit l'impulsion du liquide ascendant
dans le tube de l'instrument; cette action d'impulsion
sur le liquide supérieur atteste l'existence concomi-
tante d'une action d'attraction ou d'*adfluxion* sur le

liquide inférieur. Cette action d'*adfluxion* est mise en évidence par l'expérience suivante : Je prends un endosmomètre *ab* (fig. 2) fermé avec un morceau de vessie. Je fais correspondre son évasement à celui d'un autre endosmomètre renversé *cd,* privé de vessie. Je lute solidement ces deux instrumens l'un à l'autre dans cette position : de cette manière, les deux cavités des endosmomètres sont séparées l'une de l'autre par une seule cloison membraneuse. Je remplis le réservoir, et non le tube de l'endosmomètre *ab,* avec une solution aqueuse de sucre ; je remplis entièrement le réservoir et le tube de l'endosmomètre *cd* avec de l'eau pure, et je le renverse dans un vase *g* rempli d'eau colorée. L'endosmose produit l'ascension du liquide sucré dans le tube *b,* et en même temps le liquide coloré du vase *g* monte dans le tube *d,* et arrive dans la cavité *c.* Ainsi, il y a impulsion du liquide dans l'endosmomètre supérieur, et *adfluxion* du liquide dans l'endosmomètre inférieur.

Lorsqu'on met de l'eau dans le réservoir jusqu'au sommet du tube d'un endosmomètre, et qu'on plonge cet appareil tout entier dans un liquide dense, de manière à ce que l'extrémité supérieure du tube soit peu au-dessus du niveau de ce liquide dense, l'eau intérieure s'abaisse continuellement dans le tube au-dessous du niveau du liquide dense extérieur. Le mouvement de descente de l'eau au-dessous du niveau du liquide dense extérieur est dû à la même cause qui produit le mouvement ascensionnel du liquide dense, lorsqu'il est placé dans le réservoir de l'endosmomètre, et que l'eau est le liquide extérieur. Ces deux mouve-mens d'ascension et de descente qui dépendent de la position inverse des deux liquides, sont soumis aux mêmes lois.

J'ai posé en principe que tous les liquides plus denses que l'eau produisent l'endosmose, lorsqu'ils sont mis dans le réservoir d'un endosmomètre dont l'eau baigne la partie extérieure. L'acide sulfurique offre une exception remarquable à cet égard.

Si l'on met dans le réservoir de l'endosmomètre de l'eau chargée d'acide sulfurique, ce liquide, plus dense que l'eau, ne produit cependant point d'endosmose; au contraire, ce liquide s'abaisse graduellement dans le tube de l'endosmomètre, lorsque, par une addition de liquide, on l'a élevé au-dessus du niveau de l'eau dans laquelle plonge le réservoir de l'instrument. Dans mon ouvrage (1), j'ai attribué cet abaissement de l'a-cide sulfurique à ce que cet acide, au lieu de pro-duire l'endosmose, aurait produit l'exosmose. Mais il n'en est rien; l'acide sulfurique s'écoule ici en fil-trant au travers de la membrane, par le seul effet de sa pesanteur et de son élévation au-dessus du niveau de l'eau extérieure. On peut s'en assurer en faisant la contre-épreuve de l'expérience précédente. J'ai mis de l'eau pure dans le réservoir de l'endosmomètre, et j'ai plongé ce réservoir dans de l'eau mêlée d'acide

---

(1) L'*Agent immédiat*, etc.

sulfurique. L'eau s'est abaissée dans le tube de l'endosmomètre, comme avait fait l'acide sulfurique dans l'expérience précédente. Ceci prouve que cette descente du liquide est due, dans l'un comme dans l'autre cas, à la filtration de ce liquide, par le seul effet de sa pesanteur. Il n'y a aucun courant d'endosmose ni d'exosmose dirigé de l'eau vers l'acide sulfurique, ni de l'acide sulfurique vers l'eau. Ainsi, je dois relever une erreur dans laquelle je suis tombé précédemment. L'observation de la manière dont se comporte l'acide sulfurique m'avait fait penser que les acides sont des agens producteurs d'exosmose ; mais il n'en est rien. Le vinaigre, l'acide nitrique, l'acide hydrochlorique, placés dans le réservoir de l'endosmomètre, environné d'eau pure, produisent l'endosmose ; l'acide hydrochlorique surtout produit une endosmose très-énergique. Il se trouve que l'acide sulfurique est incapable de produire cette action physique ; mis en rapport avec l'eau pure, il ne produit ni endosmose ni exosmose ; bien plus, on trouve qu'il est *ennemi* de cette double action, car il tend à l'anéantir lorsqu'elle existe. Ainsi, si l'on mêle une petite quantité d'acide sulfurique à une solution de gomme arabique que l'on introduit dans l'endosmomètre, ce liquide ne produit point d'endosmose, quoique la solution de gomme arabique, employée seule, produise énergiquement cet effet. Le liquide gommeux mêlé d'acide sulfurique, s'abaisse graduellement dans le tube de l'endosmomètre. Si la quantité d'acide sulfurique est extrêmement petite, il reste encore un peu de force d'endosmose à la solution gommeuse ; aussi voit-on quelquefois cette solution acide, qui s'est abaissée d'abord dans le tube de l'endosmomètre, reprendre un peu de mouvement ascendant lorsque l'immersion prolongée de la vessie dans l'eau a dépouillé cette solution gommeuse d'une partie de l'acide qu'elle possédait primitivement. Ce fait, très-important, prouve qu'il y a des liquides *inactifs*, par rapport à la propriété de produire l'endosmose, et que ces liquides peuvent communiquer leur état *inactif* aux liquides qui ont, à cet égard, des qualités contraires, c'est-à-dire qui sont des liquides *actifs*. Les liquides animaux putréfiés sont *inactifs*, comme l'est l'acide sulfurique. J'ai fait voir en effet que les liquides animaux qui, à l'*état sain*, produisaient énergiquement l'endosmose, cessaient de produire cet effet lorsqu'ils étaient putréfiés. Alors j'ai vu ces liquides, au lieu de produire l'endosmose ou l'entrée de l'eau extérieure dans les organes creux qui les contenaient, produire au contraire un courant dirigé du dehors au dedans, courant qui évacuait en partie l'organe creux, et qui paraissait devoir être attribué à l'exosmose ; mais il n'en est point ainsi. Cette filtration du dedans au dehors est un effet purement mécanique produit par la pesanteur du liquide que sa putréfaction a rendu *inactif*, et qui, dans cet état, ne produisant plus d'endosmose, n'obéit plus, dans sa filtration, à d'autres forces qu'à celles de la capillarité et de la pesanteur.

Il est important de savoir quel est l'agent chimique auquel est due l'*inactivité* des fluides animaux putréfiés, c'est-à-dire l'inaptitude de ces liquides pour produire l'endosmose. La putréfaction développpe dans les liquides animaux une grande quantité de combinaisons nouvelles, et il était difficile de savoir auquel de ces nouveaux composés chimiques était due l'*inactivité* du liquide. Ce n'est donc que d'une manière indirecte que je suis parvenu à cette connaissance. En faisant mes expériences sur l'effet d'endosmose produit par les différens liquides organiques, je ne négligeai pas d'essayer, dans cette vue, les liquides excrémentiels. Je trouvai que l'urine mise dans l'endosmomètre, environné d'eau, produisait l'endosmose. Je voulus essayer, dans la même vue, la matière liquide fécale. Je pris dans les gros intestins d'une poule une matière fécale liquide, de couleur jaune, ayant fortement l'odeur propre aux excrémens; j'y ajoutai un égal volume d'eau, et je l'introduisis dans un endosmomètre fermé avec un morceau de vessie. Le liquide fécal s'élevait à une certaine hauteur dans le tube. Ce liquide ne tarda pas à s'abaisser dans le tube de l'endosmomètre, ce qui me prouva que le liquide fécal, malgré sa supériorité de densité sur l'eau dans laquelle le réservoir de l'endosmomètre était plongé, ne produisait point d'endosmose, et par conséquent était *inactif.* Pour constater ce fait d'une manière positive, il s'agissait de savoir si l'adjonction de ce liquide fécal *inactif* à un liquide *actif,* enleverait à ce

dernier sa qualité d'*activité*. J'ajoutai au liquide fécal
de la poule cinq fois son poids d'eau ; et après l'avoir
laissé reposer pour laisser précipiter toute la matière
solide, je le décantai. J'obtins de cette manière un
liquide légèrement jaunâtre, ayant fortement l'odeur
d'hydrogène sulfuré propre aux matières fécales. Je
mêlai ensemble parties égales de ce liquide et d'une
solution aqueuse de gomme arabique, qui contenait
0,04 de son poids de gomme. La densité de ce mélange était 1,005, la densité de l'eau étant 1. Ce liquide, mis dans l'endosmomètre, s'abaissa rapidement
dans le tube, ce qui me prouva qu'il était *inactif* :
cependant, une solution de gomme pure de pareille
densité produit très-bien l'endosmose. Je mêlai ensemble parties égales du même liquide fécal étendu
d'eau et d'une solution aqueuse de gomme arabique
qui contenait 0,1 de son poids de gomme. La densité
de ce mélange était 1,017 ; ce mélange, mis dans un
endosmomètre, n'y produisit point d'endosmose : le
liquide s'abaissa rapidement dans le tube. Je mêlai
ensemble parties égales du liquide fécal étendu d'eau
et d'une solution de gomme arabique, qui contenait
0,2 de son poids de gomme. La densité de ce mélange
était 1,027 ; ce mélange étant introduit dans un endosmomètre, il y eut une endosmose très-faible du-
rant une heure ; au bout de ce temps, le liquide commença à s'abaisser lentement dans le tube, et cet
abaissement ne discontinua point. Ces expériences
prouvent que l'addition d'une petite quantité de li-

'qûide fécal à de l'eau chargée de gomme, suffit pour anéantir l'effet d'endosmose propre à cette substance en solution, c'est-à-dire pour la rendre *inactive*. On voit aussi par ces expériences, qu'en augmentant la dose de la gomme, on parvient à contrebalancer un peu la tendance que manifeste le liquide fécal à lui communiquer son *inactivité*. A quoi tient cette *inactivité* bien démontrée du liquide fécal ? Il me parut probable que cela dépendait de l'hydrogène sulfuré qu'il contient abondamment. Pour m'en assurer, je mis dans un endosmomètre de l'eau chargée de 0,025 de gomme arabique, et j'y ajoutai 0,005 de son poids d'hydrosulfure d'ammoniaque sulfuré. Il n'y eut point d'endosmose ; le liquide s'abaissa graduellement dans le tube. Je recommençai la même expérience, en employant de l'eau chargée de 0,05 de son poids de gomme : il n'y eut point non plus d'endosmose, quoique ces solutions gommeuses fussent par elles-mêmes très-*actives* ou très-aptes à l'exercice de l'endosmose. L'adjonction à ces solutions d'une très-petite quantité de liquide hydrosulfuré suffisait pour leur enlever toute leur *activité*, pour les rendre incapables d'opérer l'endosmose. Si j'ajoutais à ces solutions gommeuses une quantité plus considérable d'hydro-sulfure d'ammoniaque, leur endosmose, loin d'être anéantie, semblait, au contraire, être augmentée d'énergie. Ce phénomène provient de ce que l'hydro-sulfure d'ammoniaque est, par lui-même, pourvu d'*activité;* il produit l'endosmose. Ce n'est que par l'hydrogène sul-

furé libre que développe son addition à l'eau chargée
d'une substance *active*, que l'*activité* de cette substance se trouve abolie. Or, il ne faut qu'une quantité
extrêmement petite d'hydro-sulfure d'ammoniaque
pour développer une très-grande quantité d'hydrogène sulfuré.

Ces expériences prouvent que c'est à l'hydrogène
sulfuré qu'il contient, que le liquide stercoral doit
son *inactivité* ou son inaptitude à produire l'endosmose ; et l'on peut présumer de là que c'est à la même
cause que l'on doit attribuer l'*inactivité* que l'on observe dans certains liquides animaux putréfiés, car
toute putréfaction animale dégage de l'hydrogène
sulfuré.

Il résulte de ces recherches, que nous ne connaissons encore que deux liquides *inactifs;* liquides non
seulement incapables d'exercer ou de provoquer l'endosmose, mais véritablement *ennemis* de cette action
physique. Ces deux liquides sont l'acide sulfurique et
l'acide hydro-sulfurique ou hydrogène sulfuré, c'est-
à-dire, d'une part, le soufre uni à l'oxigène, et de
l'autre part, le soufre uni à l'hydrogène. Probable-
ment l'expérience découvrira, parmi les nombreux
agens chimiques, d'autres liquides *inactifs.*

J'ai voulu voir quel serait l'effet de l'addition de
l'hydrogène sulfuré à l'eau dans laquelle est plongé le
réservoir de l'endosmomètre. Ayant donc introduit
dans ce réservoir de l'eau chargée de 0,05 de son
poids de gomme, sans addition d'hydro-sulfure d'am-

moniaque, je mis dans l'eau environnante un millième
de son poids de cet hydro-sulfure, ce qui suffit pour
charger cette eau d'hydrogène sulfuré. L'endosmose
se manifesta, et continua pendant quatre heures ; au
bout de ce temps, elle s'arrêta, et le liquide devint
descendant dans le tube. Ainsi, l'endosmose est également abolie par l'hydrogène sulfuré, lorsque cette
substance est mêlée au liquide intérieur, et lorsqu'elle
est mêlée au liquide extérieur. J'ai fait, à cet égard,
la même observation par rapport à l'acide sulfurique.
L'observation prouve que, dans ces deux circonstances, l'endosmose n'est pas toujours abolie subitement.
Dans la dernière expérience, nous avons vu, en
effet, l'endosmose s'effectuer pendant quatre heures :
ce n'est qu'au bout de ce temps que cette action physique s'est trouvée abolie. Cela me fit penser que ce
n'était point le simple contact du liquide hydro-sulfuré sur la vessie qui faisait cesser l'endosmose, mais
qu'il fallait, pour produire cet effet, que le tissu capillaire de la vessie fût pénétré complètement par le
liquide hydro-sulfuré. Pour juger de la validité de ce
soupçon, je pris l'endosmomètre qui avait servi à la
dernière expérience ; je l'évacuai et le nettoyai soigneusement par des injections d'eau pure ; ensuite, je
remplis son réservoir avec de l'eau chargée de 0,05
de son poids de gomme arabique, et je le plongeai
dans l'eau pure. Il ne se manifesta aucune endosmose ;
le liquide s'abaissa graduellement dans le tube de
l'endosmomètre : ainsi la vessie, pénétrée d'hydro-

gène sulfuré, était devenue incapable d'endosmose; elle était devenue *inactive*. J'évacuai l'endosmomètre, je remplis son réservoir d'eau, et je le laissai tremper pendant vingt-quatre heures dans l'eau pure; au bout de ce temps, je recommençai l'expérience. Alors, il se manifesta de l'endosmose; ce qui me prouva que le tissu de la vessie avait perdu, en totalité ou en grande partie, l'hydrogène sulfuré qu'il contenait. Ce résultat, que nous allons voir bientôt confirmé par une autre expérience, prouve que c'est dans les conduits capillaires de la membrane organique qu'existe la force qui produit l'endosmose. C'est lorsque ces conduits capillaires sont envahis par un liquide *inactif*, que l'endosmose se trouve abolie.

L'existence bien démontrée de liquides *actifs* et de liquides *inactifs*, de liquides agens d'endosmose et de liquides *ennemis* de l'endosmose, devait faire présumer qu'il existait aussi des solides *actifs* et des solides *inactifs*, c'est-à-dire des solides capables d'exercer l'endosmose, et des solides privés d'aptitude par rapport à l'exercice de cette action physique. C'est effectivement ce que l'expérience m'a démontré. Tous les solides membraneux organiques sont *actifs*; tous, étant placés dans des conditions convenables, exercent l'endosmose; mais il n'en est pas de même des solides inorganiques perméables aux liquides, comme nous allons le voir.

Je n'avais d'abord employé que des membranes organiques pour fermer l'évasement terminal du réservoir de l'endosmomètre : il s'agissait de savoir si des lames poreuses minérales étant substituées, dans les expériences faites avec cet instrument, à la membrane organique, on verrait de même l'endosmose s'opérer. J'ai donc luté, à l'ouverture évasée d'un réservoir d'endosmomètre, une lame de grès tendre, de six millimètres d'épaisseur ; j'ai rempli son réservoir avec de l'eau chargée de 0,2 de son poids de gomme arabique, et je l'ai plongé dans l'eau pure, au-dessus de laquelle le tube vide de liquide s'élevait verticalement : il ne s'est manifesté aucune endosmose ; le liquide gommeux intérieur ne s'est point élevé dans le tube au-dessus du niveau de l'eau extérieure. J'ai remplacé cette lame de grès par une autre lame de même substance, de quatre millimètres d'épaisseur ; je n'ai encore obtenu aucune endosmose : ces deux lames étaient faites avec du grès très-pur, c'est-à-dire exclusivement siliceux. J'ai employé à la même expérience une lame faite avec un grès dur et très-ferrugineux ; elle avait trois millimètres d'épaisseur : j'ai obtenu alors une endosmose très-faible, ou d'une lenteur telle que le liquide intérieur ne fut élevé que de trois millimètres dans l'espace de deux jours, quoique le tube dans lequel s'opérait cette ascension du liquide gommeux n'eût que quatre millimètres de diamètre intérieur. J'adaptai à un endosmomètre une lame de carbonate calcaire poreux (pierre tendre à bâtir), de huit millimètres d'épaisseur ; je n'obtins, par ce moyen, aucune endosmose. Pensant que l'ab-

sence de cet effet d'endosmose pouvait provenir de la
trop grande épaisseur de cette lame, je la remplaçai
par une lame de carbonate calcaire plus dur, mais cependant perméable à l'eau, et de trois millimètres
d'épaisseur : je n'ai encore obtenu, par ce moyen,
aucune endosmose. J'ai essayé, dans le même but,
plusieurs lames faites avec des variétés différentes de
carbonate calcaire ; je n'ai point eu plus de succès
pour obtenir l'endosmose par leur moyen. Enfin, j'ai
adapté à un endosmomètre une lame de marbre blanc,
de deux millimètres d'épaisseur. Cette substance,
quoique très-dense, n'est cependant pas imperméable
à l'eau ; et j'espérais qu'à raison de son peu d'épaisseur, j'obtiendrais ici de l'endosmose ; mais mon at-
tente fut trompée : il ne se manifesta aucune ascension du liquide gommeux dans le tube de l'endosmomètre. Ainsi, il me fut démontré que le carbonate
calcaire est un solide *inactif,* ou dépourvu d'aptitude
à exercer l'endosmose.

J'ai adapté à un endosmomètre une lame de plâtre
(chaux sulfatée calcarifère), de quatre millimètres
d'épaisseur : je n'ai obtenu, par ce moyen, aucune
endosmose. J'ai employé pour la même expérience,
et sans plus de succès, la chaux sulfatée cristallisée,
qui, comme on sait, se divise en lames extrêmement
minces. Mais ici le défaut d'endosmose pouvait être
attribué à ce que ces lames de substance cristallisée
ne seraient pas perméables à l'eau : ainsi, je ne tiens
compte ici que de la première expérience, qui semble

prouver que la chaux sulfatée est *inactive,* ou privée d'aptitude à produire l'endosmose.

Les solides siliceux et calcaires étant étudiés sous ce point de vue, il me restait à examiner l'effet des solides alumineux. Je commençai par l'ardoise. Au moyen d'une légère calcination, on rend ce minéral facile à diviser en lames extrêmement minces. J'obtins de cette manière une lame d'ardoise qui n'avait guère qu'un demi-millimètre d'épaisseur ; je l'adaptai à un réservoir d'endosmomètre, que je remplis d'une solution fortement chargée de gomme : j'obtins un effet d'endosmose très-évident, quoique très-faible. Je pensais alors que l'effet d'endosmose produit par les cloisons perméables qui séparaient les liquides hétérogènes, pouvait dépendre de la très-petite épaisseur de ces cloisons, et cette dernière expérience semblait confirmer cette fausse manière de voir. Après avoir essayé dans l'ardoise l'effet d'endosmose produit par un solide alumineux, il était naturel d'essayer, dans la même vue, des lames d'argile cuite. J'adaptai donc à un endosmomètre une lame d'argile blanche cuite, d'un millimètre d'épaisseur : j'obtins une endosmose assez énergique, et peu différente de celle que j'aurais obtenue, dans le même cas, avec une membrane organique : le réservoir de l'endosmomètre était rempli, comme à l'ordinaire, avec une solution de gomme arabique. Une lame de la même argile, de deux millimètres d'épaisseur, et une autre de cinq millimètres d'épaisseur, ayant été adaptées à des endosmomètres

remplis ensuite de gomme arabique en solution,
j'obtins également de l'endosmose. Enfin, des lames
d'argile blanche, d'un centimètre et d'un centimètre et demi d'épaisseur, adaptées à des endosmomètres, produisirent encore de l'endosmose : cependant, la plus épaisse de ces lames n'opéra qu'une
endosmose très-lente ; ce qui provenait de ce que sa
grande épaisseur avait diminué sa perméabilité. Ces
faits, qui me prouvaient que le peu d'épaisseur des
cloisons perméables n'était point la condition nécessaire de l'effet d'endosmose, comme je l'avais d'abord
pensé, me prouvaient en outre que les solides alumineux sont éminemment *actifs*, c'est-à-dire jouissent
éminemment de l'aptitude à produire l'endosmose.
J'ai voulu voir si l'addition d'un liquide *inactif* à la
solution de gomme dont je remplissais les endosmomètres, dans ces dernières expériences, anéantirait
l'effet d'endosmose, comme cela arrive lorsque l'endosmomètre est fermé avec une membrane organique.
Je pris donc un endosmomètre fermé avec une lame
d'argile blanche de deux millimètres d'épaisseur, et
je mis dans son réservoir de l'eau tenant en solution
0,1 de son poids de gomme arabique, et je le plongeai dans l'eau : l'endosmose se manifesta. Ce premier essai était fait pour constater l'aptitude de mon
appareil à exercer l'endosmose. Alors, j'ajoutai à la
solution gommeuse une goutte d'hydrosulfure d'ammoniaque. Dans le premier moment, l'endosmose eut
lieu ; mais au bout d'un demi-quart d'heure, elle

commença à s'arrêter, et bientôt il y eut suspension complète de l'endosmose : ainsi, l'hydrogène sulfuré agissait ici en sa qualité de liquide *inactif*, et paralysait l'action de la solution gommeuse, de la même manière que cela avait eu lieu lorsque l'endosmomètre était fermé avec une membrane organique. J'évacuai l'endosmomètre ; et après l'avoir soigneusement lavé intérieurement et extérieurement, je remplis son réservoir avec la même solution gommeuse que ci-dessus, mais pure, et je le plongeai dans l'eau. Pendant cinq heures que je le laissai en expérience, il ne se manifesta aucune endosmose. J'évacuai de nouveau l'endosmomètre ; et après l'avoir bien lavé, je le remplis d'eau pure, et je le mis tremper dans l'eau pure pendant deux jours. Je renouvelai plusieurs fois l'eau pendant cet espace de temps : alors, je remplis de nouveau son réservoir avec une solution gommeuse pure, pareille à celle employée ci-dessus, et, l'ayant mis en expérience, j'obtins de l'endosmose, mais elle était moins énergique que dans le principe. Ces expériences prouvent que les liquides *inactifs* n'exercent leur action pour abolir l'endosmose que lorsqu'ils ont pénétré dans les conduits capillaires de la cloison perméable qui sépare les deux liquides hétérogènes, et que cette action reste abolie ou diminuée, tant qu'il reste dans ces conduits capillaires une certaine quantité de ces liquides *inactifs*. Nous avons observé plus haut le même phénomène avec les membranes organiques ; ainsi, il est général.

On pourrait penser que l'inaptitude des solides à
produire l'endosmose proviendrait de ce que, n'étant
point assez capillaires, ils seraient trop facilement
perméables pour le liquide contenu dans l'endosmomètre, liquide qui, en vertu de sa pesanteur, s'écou-
lerait ainsi par des canaux trop peu capillaires pour
opposer un obstacle à cet écoulement. C'est en effet
ce qui a lieu quelquefois. Ainsi, par exemple, si l'on
met en expérience un endosmomètre fermé avec un
morceau de parchemin très-mince, on obtiendra d'a-
bord de l'endosmose, mais bientôt le tissu du parchemin, amolli et dilaté par l'eau qui le gonfle, devient trop facilement perméable, et dès lors il cesse
d'opérer l'endosmose. Le liquide intérieur de l'endosmomètre s'écoule au travers de la membrane, en vertu
de sa pesanteur. Or, ce dernier effet est peut-être la
cause qui produit l'absence de l'endosmose, lorsqu'un
endosmomètre est fermé avec une plaque minérale
très-facilement perméable aux liquides. Ainsi, je n'af-
firmerai point ici positivement que les solides siliceux
soient *inactifs*, car je n'ai essayé que des lames de
grès tendre très-facilement perméables aux liquides.
Quant à la lame de grès dur qui a produit un peu
d'endosmose, j'ignore si l'on doit attribuer cet effet à
sa capillarité plus considérable, ou à sa nature particulière; car j'ai constaté par l'analyse chimique, que
c'était un grès très-ferrugineux. N'ayant essayé que
des lames diversement épaisses de la même chaux
sulfatée assez perméable aux liquides, je n'ai point

des données suffisantes pour affirmer que cette substance soit *inactive,* quoique cela me paraisse fort probable.

Quant à la chaux carbonatée, ayant essayé des
lames de cette substance pourvues de tous les degrés
possibles de capillarité, et avec toutes sortes d'épais-
seurs, sans obtenir le moindre effet d'endosmose, je
n'hésite point à affirmer que cette substance est complètement *inactive.* Il n'y a donc, parmi les solides
minéraux, que les solides alumineux qui jouissent éminemment de la qualité que je nomme l'*activité,* et
qui consiste dans l'aptitude à produire l'endosmose.
Je n'ai point expérimenté, à cet égard, la propriété
des solides magnésiens, ni celle des solides de baryte
ou de strontiane. L'argile cuite perd complètement la
faculté d'opérer l'endosmose, lorsqu'elle est impré-
gnée d'hydrogène sulfuré; elle devient alors *inactive,*
mais elle peut reprendre son *activité* en perdant l'hydrogène sulfuré qui la pénètre. On peut en dire autant des membranes organiques hydro-sulfurées. La
chaux carbonatée est par elle-même ce qu'est l'argile
par l'adjonction de l'hydrogène sulfuré; elle est *inactive* ou incapable de l'endosmose, quoique pourvue
de toutes les conditions de la simple capillarité, ce
qui prouve bien évidemment que l'attraction capillaire n'est pas la cause de l'endosmose; car cette attraction existe dans toute son intégrité dans l'argile
hydro-sulfurée, dont la capillarité n'a point été altérée
par l'hydrogène sulfuré. Les seuls liquides dont l'*inac-*

tivité soit démontrée, sont l'acide sulfurique et l'acide hydro-sulfurique ou hydrogène sulfuré. Ces deux liquides sont non seulement incapables d'exercer ou de provoquer l'endosmose, mais ils sont véritablement *ennemis* de cette action physique. Nous ignorons entièrement comment agissent, dans cette circonstance, ces deux liquides *sédatifs* de l'endosmose.

Quelquefois, lorsqu'on emploie des endosmomètres fermés avec des lames d'argile cuite, l'endosmose s'arrête subitement, et le liquide intérieur s'abaisse dans le tube. Cela ne tient point, comme on pourrait le penser, à ce qu'il y aurait dans l'appareil quelque élément d'*inactivité*. Cette suspension de l'endosmose tient à une autre cause qu'il importe de connaître. Lorsque la lame d'argile est mince et assez facilement perméable, il arrive que le liquide gommeux intérieur filtrant au travers de cette lame, se trouve enduire toute la surface inférieure de la lame qui baigne dans l'eau. On s'en aperçoit à ce que cette surface, au lieu d'être rude au toucher, est glissante et onctueuse. Dès lors, tout accès est interdit à l'eau pour pénétrer dans les conduits capillaires de la lame d'argile, et par conséquent l'endosmose est suspendue; mais on la voit renaître sur le champ, en essuyant ou en lavant la face inférieure de cette lame d'argile.

Il résulte de ces expériences que, par rapport à l'endosmose, il y a des solides *actifs* et des solides *inactifs*, et que les solides *actifs* peuvent posséder cette qualité d'*activité* à un degré plus ou moins éminent. Ces expériences prouvent de même qu'il y a des liquides *actifs* et des liquides *inactifs*, et que les liquides *actifs* peuvent posséder la qualité d'*activité* à un degré plus ou moins éminent. Ainsi, l'endosmose résulte de l'influence réciproque des liquides actifs sur les solides actifs, et des solides actifs sur les liquides actifs. Il suffit qu'un seul de ces élémens d'action soit *inactif*, pour que l'endosmose n'ait point lieu. Ainsi, par exemple, tout étant convenablement disposé pour l'endosmose, cette action sera suspendue par l'addition d'un peu d'acide sulfurique ou d'acide hydro-sulfurique aux liquides, parce que ces deux acides sont *inactifs*. Ce sera de même en vain que deux liquides hétérogènes seront *actifs*; si la cloison perméable qui les sépare est *inactive*, il n'y aura point d'endosmose. Ainsi, il demeure démontré que ce phénomène résulte de deux influences combinées : 1° de l'influence des liquides sur le solide, influence qui détermine l'action de ce dernier; 2° de l'influence du solide sur les liquides, influence de laquelle résulte l'impulsion que reçoivent ces derniers.

Les liquides que l'on peut désigner sous le nom de *liquides organiques*, opèrent l'endosmose sans discontinuité tant qu'ils ne subissent aucune altération dans leur composition chimique, tant qu'ils restent dans l'*état sain*. Ces liquides sont, par exemple, les solutions de gomme, de sucre, de gélatine, d'albumine, d'extractif, toutes les émulsions, etc. Il n'en est pas de même des liquides que je désigne sous le nom de

chimiques, tels que les solutions salines et alkalines,
les acides autres que l'acide sulfurique et l'acide hydro-sulfurique , l'alchool, etc. Ces liquides opèrent tous
l'endosmose, mais ce n'est pas *sans discontinuité,*
comme cela a lieu pour les liquides *organiques.* Les
liquides chimiques ont deux actions distinctes : l'une,
qui est primitive et directe, par laquelle ils produisent
l'endosmose ; l'autre, qui est consécutive et indirecte,
par laquelle ils diminuent ou abolissent cette action
physique. Les expériences suivantes mettront cette
vérité dans tout son jour.

Une solution de gomme arabique ou de sucre étant
mise dans un endosmomètre fermé avec un morceau
de vessie, l'endosmose aura lieu pendant plusieurs
jours, et ne s'arrêtera que lorsque ces liquides auront
été altérés par la putréfaction commençante de la
membrane organique. Si l'on ajoute à ces solutions
un agent *chimique,* leur action d'endosmose sera augmentée, mais elle ne durera pas très-long-temps, surtout si la dose de l'agent excitateur chimique est assez
considérable ; il y aura bientôt abolition de l'endosmose. Je pris une solution de sucre dans l'eau, dont
la densité était 1,095 ; je notai le nombre de degrés
que le mouvement ascensionnel de l'endosmose faisait
parcourir à ce liquide pendant une heure dans le tube
de l'endosmomètre fermé avec un morceau de vessie.
Alors j'ajoutai au liquide sucré une certaine quantité
d'hydrochlorate de soude, en sorte que, par cette addition, sa densité fut portée à 1,211. Le mouvement

ascensionnel du liquide dans le tube de l'endosmomètre fut environ quatre fois plus rapide dans la première heure ; mais dans les heures suivantes, il diminua
graduellement de vîtesse ; et enfin, au bout de cinq
heures, l'endosmose cessa complètement, et le liquide
commença à descendre dans le tube de l'endosmomètre. Cet abaissement du liquide intérieur continua
jusqu'à ce qu'il fût descendu au niveau de l'eau dans
laquelle était plongé le réservoir de l'endosmomètre.
Alors je retirai le liquide sucré et salé du réservoir,
et je trouvai sa densité réduite à 1,115. Il s'agissait de
savoir si l'abolition de l'endosmose était due à l'altération de ce liquide intérieur, ou à l'altération de la
membrane de l'endosmomètre. J'introduisis donc ce
liquide, extrait de l'endosmomètre ci-dessus, dans un
autre endosmomètre dont la membrane de vessie était
fraîche. Ce liquide opéra de l'endosmose pendant
quatre heures et demie ; alors l'endosmose cessa encore, et le liquide s'abaissa dans le tube. En même
temps, j'introduisis dans le premier endosmomètre
qui avait cessé d'agir, une solution d'hydrochlorate de
soude, dont la densité était 1,08, c'est-à-dire qui contenait environ une partie de sel sur huit parties d'eau.
Il n'y eut point d'endosmose. Je remplaçai cette solution saline par une solution d'une partie de sucre dans
trois parties d'eau, dont la densité était 1,110. L'endosmose eut lieu, mais avec environ quatre fois moins
de vîtesse que celle qu'elle avait manifestée au commencement de l'expérience avec le liquide sucré, dont

la densité n'était que de 1,095. Ainsi, il est démontré
que la membrane organique de l'endosmomètre avait
subi, par l'action de l'hydrochlorate de soude, une
altération particulière qui la rendait moins propre à
opérer l'endosmose. C'est de là que provenait l'abolition de cette action dans les expériences qui viennent
d'être exposées. Mais la membrane altérée possédait
encore la faculté de produire l'endosmose, en mettant
dans l'endosmomètre un liquide nouveau plus *actif*
que celui dont l'action était devenue impuissante.
Quant au liquide sucré et salé .qui avait servi à ces
expériences, il conservait toujours sa propriété de
produire l'endosmose, et cela en vertu de sa densité
ou de ses qualités chimiques particulières. Si la solution d'hydrochlorate de soude, dont la densité était
1,08, n'a point produit d'endosmose avec un endosmomètre dont la membrane avait déjà été altérée par
l'action de cette substance saline, cela ne provient
point de ce que cette solution n'aurait point été apte
par elle-même à opérer l'endosmose. Cette solution, en
effet, contenait une partie de sel sur huit parties d'eau.
Or, j'ai expérimenté qu'il suffit d'ajouter à l'eau deux
millièmes de son poids d'hydrochlorate de soude pour
la rendre apte à opérer l'endosmose avec un endosmomètre fermé par un morceau de vessie non altérée.

J'ai obtenu des résultats analogues à ceux qui viennent d'être exposés, en associant l'eau sucrée au sulfate de soude, à l'acide hydrochlorique, à la potasse
caustique (hydrate de potasse), et à l'alchool. Toujours

il y eut d'abord accroissement de l'endosmose, et ensuite abolition de cette action au bout de quelques
heures. Cependant, cette abolition n'avait point lieu
lorsque la quantité du liquide chimique associé au
liquide organique, était peu considérable; il n'y avait
alors que diminution de l'endosmose. J'ai obtenu des
résultats analogues, en associant des liquides chimiques à la gomme arabique. Ainsi, les liquides chimiques qui, par eux-mêmes, sont aptes à opérer l'endosmose, augmentent à cet égard l'action des liquides
organiques, lorsqu'ils leur sont associés; mais ils exercent consécutivement une action d'abolition ou de
diminution de l'endosmose, action qui dépend de
l'altération particulière qu'ils produisent dans la cloison membraneuse de l'endosmomètre. Il est bien remarquable que cette action d'abolition consécutive
soit exercée par des liquides aussi différens entre eux
que le sont, par exemple, les acides et les alkalis, les
solutions salines et l'alchool, etc.

Il était important de rechercher si les liquides chimiques exerceraient également une action consécutive
d'abolition de l'endosmose sur une lame d'argile dont
serait fermé un endosmomètre. J'ai donc mis dans le
réservoir d'un de ces endosmomètres une solution
aqueuse de sucre, dont la densité était 1,226, et j'ai
noté la vîtesse de l'endosmose opérée par ce liquide;
alors j'ai ajouté à ce dernier une quantité d'hydrochlorate de soude, qui a porté sa densité à 1,271. La
vîtesse de l'endosmose a été augmentée dans la pro-

portion de 12 à 13, et cette action a continué sans
éprouver beaucoup de diminution pendant vingt heures;
alors j'ai augmenté la dose de sel, ce qui a porté la densité du liquide à 1,339. La vîtesse de l'endosmose a
été augmentée, et j'ai observé cette action pendant
trois jours, sans en voir la fin. Ainsi, le liquide chimique introduit dans l'endosmomètre n'a produit,
dans la lame d'argile qui le fermait, aucune altération
capable d'abolir ou de diminuer l'endosmose. Cette
action d'abolition consécutive n'a donc lieu que par
rapport aux membranes organiques. Or, il est très-
remarquable que l'abolition directe de l'endosmose
par l'hydrogène sulfuré, a également lieu avec les
membranes organiques et avec les lames d'argile. Ces
deux phénomènes d'abolition de l'endosmose n'ont
donc véritablement rien de semblable dans leur cause;
l'une est une abolition directe, l'autre est une abolition indirecte.

Il résulte de ces expériences, que les liquides qui
ont une action ou une influence quelconque sur l'endosmose, peuvent être divisés en trois classes :

1° Les liquides qui ne possèdent d'une manière
sensible que la seule action de *production* constante
de l'endosmose. Ce sont ceux que je désigne sous le
nom de *liquides organiques;*

2° Les liquides qui ne possèdent d'une manière
sensible que la seule action d'*abolition* de l'endosmose. Je ne connais que deux liquides de ce genre,
savoir : l'acide sulfurique et l'acide hydro-sulfurique

ou hydrogène sulfuré. Ce sont en quelque sorte des *sédatifs* de l'endosmose ;

3° Les liquides qui possèdent à la fois les deux actions de *production* et d'*abolition* de l'endosmose. On peut désigner ces liquides par le nom d'*excitans chimiques de l'endosmose.* Leur action primitive ou directe est la *production* ou l'*augmentation* de l'endosmose ; leur action consécutive ou indirecte est l'*abolition* ou la *diminution* de cette action physique. Ces excitans chimiques n'agissent qu'en détruisant ou en diminuant dans le solide organique qu'ils traversent, les conditions en vertu desquelles leur action existe.

Les expériences qui viennent d'être exposées prouvent d'une manière incontestable que la force impulsive à laquelle est due l'endosmose, a son siége dans les conduits capillaires de la cloison perméable *active* qui sépare les deux liquides hétérogènes ; il s'agit actuellement de rechercher quelle est la nature de cette force capillaire inconnue.

L'endosmose est le résultat immédiat de la différence de densité, ou plus généralement de l'hétérogénéité des deux liquides que sépare une cloison perméable *active*. Ce résultat de la différence de densité de deux liquides doit d'abord faire penser qu'il est dû à une action électrique ; mais l'expérience physique prouve, ou du moins semble prouver qu'il ne résulte point d'électricité du contact des liquides de densité différente. M. Becquerel a prouvé que le con-

tact des liquides sur les solides produit de l'électricité ;
mais cet effet n'est prouvé que pour les liquides qui
ont une action chimique sur les solides : or, le contact de l'eau et des liquides organiques sur les deux
faces d'une membrane organique, ne produit aucune
électricité appréciable au galvanomètre, ainsi que je
m'en suis assuré par l'expérience. La cause de l'endosmose reste donc enveloppée de beaucoup d'obscurité. J'avais admis précédemment que cette cause était
l'électricité. Je penche encore à le croire, mais cela
n'est point suffisamment démontré ; il n'existe, en fa-
veur de cette opinion, que des probabilités que je vais
exposer. J'ai cité dans un précédent ouvrage (1), l'expérience de M. Porret, qui prouve que les courans
électriques de la pile voltaïque impriment à l'eau une
impulsion qui lui donne un mouvement ascensionnel,
lorsque ces courans sont dirigés au travers d'une membrane organique que l'eau baigne des deux côtés.
Ainsi, l'on peut, par ce moyen purement électrique,
produire de l'endosmose sans hétérogénéité des liquides. Je mis de l'eau distillée dans le réservoir d'un
endosmomètre, qui plongeait lui-même dans l'eau distillée. Je mis le fil conjonctif négatif d'une pile voltaïque en contact avec l'eau intérieure, en faisant
plonger ce fil dans l'intérieur du tube. Je mis le fil
conjonctif positif en contact avec l'eau extérieure.
Bientôt je vis l'eau monter dans le tube, et parvenir

_____

(1) L'*Agent immédiat*, etc.

à son ouverture supérieure. L'eau s'écoula au-dehors, et cet écoulement ne cessa que lorsque l'action de la pile se fut affaiblie. Il résulte de ces expériences, qu'il existe deux causes d'endosmose : 1° l'hétérogénéité des liquides ; 2° l'électricité de la pile voltaïque.

Nous avons vu plus haut que l'endosmose par hétérogénéité des liquides n'a lieu qu'avec des solides *actifs*. Il s'agit de savoir si cette même condition est nécessaire pour l'endosmose par électricité de la pile. Je pris un endosmomètre fermé avec une lame de grès tendre. Je mis de l'eau distillée dans son réservoir, que je plongeai dans ce même liquide. Je mis le fil négatif de la pile en contact avec l'eau intérieure, et le fil positif en contact avec l'eau extérieure. Je n'obtins aucune endosmose, et par conséquent aucune ascension de l'eau dans le tube de l'endosmomètre. Je substituai à la lame de grès tendre la lame de grès dur ferrugineux, avec laquelle j'avais obtenu un peu d'endosmose *par hétérogénéité des liquides ;* je n'obtins avec cette lame de grès dur aucune endosmose sensible par l'*électricité de la pile ;* l'eau s'abaissa au contraire dans le tube. Mais ici il y a une cause d'erreur qu'il faut signaler. Le fil conjonctif négatif, en contact avec l'eau intérieure de l'endosmomètre, décompose cette eau, et par conséquent diminue son volume, en sorte que ce liquide s'abaissera dans le tube de l'endosmomètre, si la quantité de l'eau introduite par l'endosmose est inférieure à la quantité de l'eau décomposée. C'est ce qui pouvait avoir lieu avec

cette lame de grès dur, qui était difficilement perméable à l'eau : ainsi, cette expérience ne prouve
rien. Cette même expérience, faite avec un endosmomètre fermé avec une lame de pierre à plâtre (chaux
sulfatée calcarifère), ne donna aucun indice d'endosmose. Nous avons vu plus haut que cette même substance ne produisait point non plus d'endosmose par
le moyen de l'hétérogénéité des liquides. Mais ici il
y a une cause possible d'erreur qui existe également
dans l'expérience faite avec une lame de grès tendre.
Cette cause d'erreur consiste dans la possibilité qu'il
y a que ces lames poreuses soient trop facilement perméables à l'eau. On sent, en effet, que l'ascension de
l'eau dans le tube de l'endosmomètre ne peut s'opérer
lorsque la filtration descendante de l'eau intérieure,
par l'effet de la pesanteur, est plus considérable que
ne l'est son ascension ou son introduction par l'effet
de l'endosmose. Ainsi, ces expériences sont sans résultats bien positifs. Il n'en est pas de même des expériences semblables que j'ai faites avec des endosmomètres fermés avec des lames de chaux carbonatée,
pourvues de tous les degrés possibles de la capillarité, depuis la pierre tendre à bâtir jusqu'au marbre
blanc. Je n'ai obtenu dans ces expériences aucun signe
d'endosmose par le moyen de l'électricité de la pile.
On se rappelle que je n'ai de même obtenu aucune
endosmose avec ces lames de carbonate calcaire, par
le moyen de l'hétérogénéité des liquides : ainsi,
cette substance est bien décidément *inactive* par rap-

port aux deux moyens que nous connaissons de pro
duire l'endosmose. Cependant, j'ai expérimenté que
l'impulsion électrique de la pile n'est pas tout à fait
sans influence sur l'eau qui traverse les conduits capillaires de cette substance, quoique cette impulsion
ne puisse élever l'eau au-dessus de son niveau. Je
lutai, à un tube de trente-cinq millimètres de diamètre, une lame de *tuf* ou pierre tendre à bâtir; elle
avait un centimètre d'épaisseur. Je plongeai verticalement ce tube dans un vase plein d'eau, en maintenant l'ouverture libre du tube au-dessus de la surface
de ce liquide : au bout d'une heure, je trouvai 51 grains
d'eau qui avaient été introduits dans ce tube par filtration au travers de la lame de chaux carbonatée, et
sous une pression de huit centimètres d'eau. Je vidai
le tube, et je le replaçai dans l'eau du vase, en faisant correspondre le fil conjonctif négatif de la pile
avec la face intérieure de la lame de chaux carbonatée; l'eau du vase correspondait avec le fil conjonctif
positif : au bout d'une heure, je trouvai 54 grains
d'eau dans le tube. Ainsi, l'impulsion électrique s'é-
tait manifestée ici par l'introduction de 3 grains d'eau
de plus que ce que pouvait faire la seule porosité. Je
m'assurai de nouveau de la quantité d'eau que mon
appareil pouvait introduire, dans l'espace d'une heure,
sans le secours de l'électricité : je trouvai cette quantité un peu augmentée; l'eau introduite s'élevait à
53 grains. Alors, je recommençai l'expérience avec
le courant électrique, et j'eus pour résultat l'introduc-

tion dans le tube de 60 grains d'eau : ainsi, le courant électrique dirigé du pôle positif au pôle négatif
de la pile, exerce une légère impulsion sur l'eau,
pour la déterminer à passer au travers du carbonate
calcaire poreux ; mais cette impulsion est trop faible
pour déterminer l'eau négative intérieure à prendre
un niveau supérieur à celui de l'eau positive extérieure.
C'est cette faiblesse de l'impulsion électrique qui fait
que, dans cette circonstance, il n'y a point d'ascension de l'eau. Ainsi, le carbonate calcaire n'est pas
complètement *inactif* par rapport à l'endosmose au
moyen de l'électricité de la pile ; il est seulement
trop peu actif pour produire l'ascension de l'eau. Il
n'en est pas de même du grès. En effet, ayant répété
l'expérience précédente avec un tube muni d'une
lame de grès, je ne trouvai aucune différence dans la
quantité de l'eau introduite par simple filtration, en
vertu de la porosité, et la quantité de l'eau introduite
sous l'influence ajoutée du courant électrique de la
pile. Ceci prouve que ce courant électrique est ici
d'une influence tout à fait nulle, et que par conséquent le solide siliceux est complètement *inactif*.

Il nous reste à examiner, dans ce genre d'expériences, l'effet des lames d'argile cuite, que nous savons être très-pourvues d'*activité* pour la production
de l'endosmose par le moyen de l'hétérogénéité des
liquides. J'ai donc pris un endosmomètre fermé avec
une lame d'argile de deux millimètres d'épaisseur ;
le réservoir de cet endosmomètre a été plongé infé-

rieurement dans l'eau, et sa cavité a été remplie d'eau
jusqu'au niveau de l'eau extérieure : alors, j'ai introduit le fil conjonctif négatif dans le tube, jusqu'au
contact de l'eau intérieure, et j'ai mis le fil conjonctif
positif en contact avec l'eau extérieure. A l'instant,
j'ai vu l'eau s'élever dans le tube de l'endosmomètre,
et elle ne tarda pas à arriver au sommet et à s'écouler
au-dehors. J'ai répété la même expérience, et avec le
même succès, avec une lame d'argile de cinq millimètres d'épaisseur, et avec une autre lame d'argile
d'un centimètre d'épaisseur. Dans cette dernière expérience, l'ascension de l'eau dans le tube fut très-
lente. Il résulte de ces expériences, que l'argile cuite
est très-*active* pour la production de l'endosmose, par
le moyen de l'électricité de la pile.

J'ai voulu, enfin, expérimenter si les liquides *inactifs* ou *ennemis* de l'endosmose, par le moyen de l'hétérogénéité, étaient également *ennemis* de l'endosmose, par le moyen de l'électricité de la pile. J'ai
donc répété l'expérience précédente en mettant, au
lieu d'eau pure, dans l'endosmomètre, de l'eau avec
addition d'hydro-sulfure d'ammoniaque. Le courant
électrique de la pile étant appliqué, comme à l'ordinaire, à l'endosmomètre pourvu de sa lame d'argile,
l'endosmose a eu lieu sans diminution appréciable.
Ainsi, les liquides *ennemis* de l'endosmose par hétérogénéité des liquides, ne sont point du tout *ennemis* de l'endosmose par électricité de la pile.

L'endosmose par hétérogénéité des liquides offre

deux qualités qu'il est important d'étudier dans les variations qu'elles peuvent présenter. Ces deux qualités sont : 1° sa vîtesse, 2° sa force.

DE LA VÎTESSE DE L'ENDOSMOSE.

J'entends par *vitesse de l'endosmose* la quantité dont un liquide s'élève dans le tube d'un endosmomètre dans un temps donné. En général, plus le liquide que contient l'endosmomètre est dense, plus il y a de vîtesse d'endosmose. Il était important de déterminer quel est le rapport qui existe entre la densité des liquides et la vîtesse de l'endosmose qu'ils sont susceptibles de produire. Pour faire des expériences comparatives à cet égard, il faut d'abord qu'elles soient faites avec le même endosmomètre; il faut, en second lieu, ne comparer entre elles que des expériences qui se suivent immédiatement; car l'endosmomètre fermé avec une membrane organique, avec un morceau de vessie par exemple, offre des résultats très-variables; en sorte que deux expériences faites l'une après l'autre, et avec les mêmes liquides, n'offrent point toujours exactement les mêmes résultats. Si ces deux expériences sont faites long-temps l'une après l'autre, on obtient quelquefois des résultats qui diffèrent de la moitié. Ces variations proviennent des changemens apportés dans la densité, ou dans la perméabilité de la membrane par sa longue

macération. Ainsi, lorsqu'on veut obtenir des résultats comparables dans ce genre de recherches, il faut
faire chacune des expériences dans le moins de temps
possible ; les faire immédiatement les unes après les
autres, et recommencer plusieurs fois la même série
d'expériences comparées, afin de ne point être induit
en erreur par des anomalies accidentelles. Il est tout
à fait indispensable que la membrane de l'endosmomètre soit soutenue en dehors par la plaque métallique criblée de trous dont j'ai parlé plus haut. Il
faut, en outre, avoir soin que l'endosmomètre soit
placé dans un local dont la température ne varie point ;
car, ainsi que je l'ai démontré, l'augmentation de la
température accroît l'endosmose.

L'endosmomètre avec lequel j'ai fait les expériences suivantes, possède un réservoir de quatre centimètres (1 pouce $\frac{1}{2}$) de diamètre. Son tube a deux
millimètres de diamètre intérieur. L'échelle graduée à laquelle il est fixé est divisée en dixièmes de
pouce.

Première série d'expérience.

Je mis dans le réservoir de l'endosmomètre une
solution d'une partie de sucre dans quatre parties
d'eau. La densité de ce liquide était 1,083. Le réservoir, fermé avec un morceau de vessie, fut plongé
dans de l'eau de pluie. Au bout d'une heure et demie
d'expérience, j'avais obtenu 19 degrés $\frac{1}{2}$ d'ascension.
La densité du liquide sucré devait nécessairement

avoir subi de la diminution par le fait de l'introduction de l'eau. Effectivement, je trouvai cette densité réduite à 1,078; elle était, au commencement de l'expérience, à 1,083 : cela donne une densité moyenne de 1,080 pour cette première expérience.

Immédiatement après, je mis dans le réservoir du même endosmomètre une solution de deux parties de sucre dans quatre parties d'eau; sa densité était 1,145. Après une heure et demie d'expérience faite comme ci-dessus, j'avais obtenu 34 degrés d'ascension. La densité finale se trouva être 1,138, par conséquent la densité moyenne était 1,141 pour cette seconde expérience, à laquelle je fis immédiatement succéder la suivante. Je mis dans le réservoir de l'endosmomètre une solution de quatre parties de sucre dans quatre parties d'eau; sa densité était 1,228. J'obtins en une heure et demie 53 degrés d'ascension. La densité du liquide sucré était réduite à 1,216, ce qui donna une densité moyenne de 1,222.

Les résultats de cette expérience prouvent que la vîtesse de l'endosmose n'est point du tout proportionnelle aux quantités de sucre dissous dans l'eau. En effet, ces quantités sont 1, 2, 4 : or, en prenant pour base d'une semblable progression le nombre de degrés de la première expérience, qui est 19 ½, on aurait pour les élévations ou pour les vîtesses proportionnelles des trois expériences, 19 ½, 39, 78, tandis que l'observation donne 19 ½, 34, 53. Ce résultat de l'expérience n'offre également aucun rapport avec les densités respectives des trois liquides sucrés. Les densités moyennes de ces liquides sont 1,080, 1,141, 1,222 : or, en établissant une progression semblable, dont le premier terme serait 19 ½, on aurait 19 ½, 20, 22, ce qui s'éloigne considérablement du résultat de l expérience ; mais ce qui s'en rapproche tout à fait, c'est une progression dont le premier terme serait de même 19 ½, et qui serait comme les nombres 0,080, 0,141, 0,222, qui expriment la différence de la densité de chacun des trois liquides sucrés avec la densité de l'eau, qui est 1. Cette nouvelle progression serait 19 ½, 34, 54 : or, l'observation donne 19 ½, 34, 53. Il n'y a évidemment entre ces deux résultats que la légère différence qui ne peut manquer de résulter des inexactitudes inévitables de l'expérience.

Deuxième série d'expériences.

Le même endosmomètre fermé avec un morceau de vessie, fut mis en expérience successivement avec les trois liquides sucrés ci-après :

1° Eau sucrée, densité primitive, 1,045 ; densité finale, 1,043 ; densité moyenne, 1,044 ; ascension du liquide, 10 degrés ¼ en une heure et demie ;

2° Eau sucrée, densité primitive, 1,075 ; densité finale, 1,065 ; densité moyenne, 1,070 ; ascension du liquide, 17 degrés en une heure et demie ;

3° Eau sucrée, densité primitive, 1,145 ; densité finale, 1,133 ; densité moyenne, 1,139 ; ascension du liquide, 32 degrés ½ en une heure et demie.

Les ascensions ou les vîtesses proportionnelles de l'endosmose sont ici 10 ¼, 17, 32 ½. Les différences de la densité moyenne des trois liquides sucrés avec la densité de l'eau, sont 0,044, 0,070, 0,139 : or, en établissant une progression semblable sur 10 ¼, vîtesse de l'endosmose donnée par la première expérience, on aurait 10 ¼, 16 ³/₁₀, 32 ³/₁₀. Ce résultat du calcul est, comme on le voit, presque entièrement semblable au résultat de l'expérience.

Troisième série d'expériences.

L'endosmomètre précédent fut fermé avec une lame d'argile très-compacte, épaisse de deux lignes et demie. J'y mis en expérience successivement les trois liquides sucrés ci-après :

1° Eau sucrée, densité primitive, 1,049 ; densité finale, 1,043 ; densité moyenne, 1,046 ; ascension du liquide, 9 degrés en six heures d'expérience ;

2° Eau sucrée, densité primitive, 1,082 ; densité finale, 1,076 ; densité moyenne, 1,079 ; ascension du liquide, 14 degrés ½ en six heures d'expérience ;

3° Eau sucrée, densité primitive, 1,145 ; densité finale, 1,136 ; densité moyenne, 1,140 ; ascension du liquide, 30 degrés en six heures d'expérience.

Les ascensions dans un temps égal, c'est-à-dire les vîtesses de l'endosmose, sont 9, 14 ½, 30. Les excès de la densité moyenne des liquides sucrés sur la densité de l'eau, sont 0,046, 0,079, 0,140 : or, en établissant une progression semblable, dont le premier terme est 9, on trouve 9, 15,6, 28. Ce résultat du calcul diffère assez peu du résultat de l'expérience, pour qu'on puisse admettre que leur différence tient à des causes accidentelles d'erreur. Nous allons en acquérir la preuve tout à l'heure.

Quatrième série d'expériences.

Les trois expériences précédentes ont été faites avec une lame d'argile qui servait pour la première fois. Les expériences suivantes ont été faites avec la même lame d'argile qui servait sans interruption aux expériences depuis deux jours, et qui, par conséquent, était plus complètement imbibée, et plus facilement perméable que dans le principe.

1° Eau sucrée, densité primitive, 1,047 ; densité finale, 1,043 ; densité moyenne, 1,045 ; ascension du liquide, 3 degrés ½ en une heure et demie ;

2° Eau sucrée, densité primitive, 1,258 ; densité finale, 1,252 ; densité moyenne, 1,255 ; ascension du liquide, 19 degrés ½ en une heure et demie.

Les ascensions du liquide ou les vîtesses de l'endosmose sont 3 ½, 19 ½. Les excès de la densité moyenne des liquides sucrés sur la densité de l'eau, sont 0,045, 0,255. Le calcul de l'ascension établi sur cette proportion donne 3 ½,20, résultat évidemment semblable à celui que donne l'expérience. Ici nous trouvons la cause de l'erreur que nous avons soupçonnée dans la troisième série d'expériences. Nous voyons que, dans cette troisième série, l'eau sucrée, dont la

densité moyenne est 1,046, a produit une ascension
de 9 degrés en six heures, tandis que, dans la qua-
trième série, l'eau sucrée, dont la densité moyenne
est 1,045, a produit trois degrés ½ d'ascension en
une heure et demie, ce qui donnerait 14 degrés en
six heures. On voit par-là que la même lame d'argile
peut, avec les mêmes liquides, donner des résultats
d'endosmose très-différens. Lorsque cette lame est en
expérience depuis un certain temps, et qu'elle est
bien complètement imbibée, elle opère plus d'endosmose qu'elle n'en opérait dans le principe. C'est pour
cela que la dernière expérience de la troisième série
offre un résultat supérieur à celui qui est donné par
le calcul.

Il résulte définitivement de ces expériences, que les
vîtesses de l'endosmose produites par des liquides intérieurs de diverses densités, sont proportionnelles
aux excès de la densité de ces liquides intérieurs sur
la densité de l'eau, qui est le liquide extérieur.

DE LA FORCE DE L'ENDOSMOSE.

Pour mesurer la force de l'endosmose, j'ai fait cons-
truire un appareil à peu près semblable à celui dont
Hales, et, après lui, MM. Mirbel et Chevreul, se sont
servis pour mesurer la force ascensionnelle de la sève
de la vigne. Cet appareil est un endosmomètre (fig. 3)
dont le tube, au lieu d'être droit, est courbé deux

fois sur lui-même. Par l'ouverture supérieure d de la grande branche ascendante, je verse du mercure, qui tombe dans la courbure inférieure c, où il se met de niveau en g.. Au sommet de la courbure supérieure est une ouverture b, par laquelle j'introduis le liquide que je veux mettre en expérience dans le réservoir a. Je remplis du même liquide la partie eb, ainsi que la partie bg. La pression de la colonne bg de liquide refoule le mercure jusqu'en f, et le porte jusqu'en i dans la branche ascendante cd; alors je ferme l'ouverture d avec un bouchon très-solidement maintenu par un coin placé entre ce bouchon et un épaulement que porte la planche sur laquelle l'appareil est fixé. De cette manière, il n'y a point d'air dans la partie ebf du tube; elle est remplie du même liquide que contient le réservoir a. L'ouverture o du réservoir est fermée avec trois morceaux de vessie superposés, lesquels sont fixés très-solidement, au moyen de ligatures, dans les deux gorges circulaires dont le réservoir est muni. Je fortifie cet assemblage par dehors par l'addition d'un morceau de fort canevas. L'ouverture o du réservoir a cinq centimètres (un pouce dix lignes) de diamètre. Lorsqu'on veut faire marcher l'expérience, on plonge entièrement le réservoir a dans un vase plein d'eau h, que l'on peut ôter et remettre à volonté sans déranger l'appareil. Dans l'état où se trouve l'appareil par la description que je viens de donner, la membrane qui ferme l'ouverture o de l'endosmomètre n'est pressée que par la colonne de

liquide *eb*. La colonne *ci* de mercure est égale en pesanteur à la colonne *fc* de mercure, plus la colonne *fb*
de liquide.

Cet appareil étant mis en expérience, l'endosmose
introduit l'eau du vase *h* dans le réservoir *a*. Le volume du liquide intérieur étant ainsi augmenté, la
surface *f* du mercure est refoulée en bas, et la surface *i* prend un mouvement ascensionnel. Le diamètre
intérieur de la branche descendante *bc* est beaucoup
plus considérable que ne l'est le diamètre intérieur
de la branche ascendante *cd*, en sorte qu'une faible
dépression de la surface *f* du mercure correspond à
une ascension plus considérable de la surface du mercure en *i*. Sans cela, on ne pourrait observer en *i*
qu'une ascension égale à *fc*, ce qui serait trop peu
considérable ; d'ailleurs, la dépression du mercure en *f*
est diminuée par la dépression qu'éprouve la membrane *oo*, dépression qui est d'autant plus considérable, que la colonne de mercure est plus élevée en *i*.
Cette dépression de la membrane *oo* est ici sans inconvénient, et la force de l'endosmose s'apprécie
d'une manière exacte par la pesanteur de la colonne
de mercure comprise entre les deux niveaux *f*, *i*, en
diminuant sur le poids de cette colonne le poids de la
colonne *fb* du liquide, et en y ajoutant le poids de
la colonne *eb* du liquide intérieur, dont la pesanteur
spécifique est connue. Ce calcul ne se fait qu'à la fin
de l'expérience, pendant le cours de laquelle il n'est
besoin que de constater l'existence du mouvement

ascensionnel du mercure en *i*. Lorsque ce mouvement ascensionnel s'arrête, l'expérience est terminée.

La gomme arabique et le sucre sont les seules substance en solution dont je me sois servi dans mes expériences sur la force de l'endosmose. J'ai fini par donner la préférence au sucre, qui a sur la gomme l'avantage très-considérable d'agir sur la membrane de l'endosmomètre, comme substance conservatrice, en retardant sa putréfaction, propriété tout à fait étrangère à la gomme. Lorsque le liquide intérieur acquiert une odeur putride, il cesse d'être propre à l'endosmose, et cela par l'effet de l'hydrogène sulfuré que développe toute putréfaction animale. Or, on prévient cet effet, en mettant dans le réservoir de l'endosmomètre une solution aqueuse de sucre suffisamment chargée; alors il n'y a plus que la partie extérieure de la membrane dont la putréfaction commençante puisse imprégner d'hydrogène sulfuré l'eau dans laquelle baigne le réservoir de l'endosmomètre. Lorsque cela arrive, l'endosmose s'arrête, mais elle recommence de suite, en mettant de nouvelle eau pure dans le vase où baigne le réservoir. D'après cette observation, j'avais soin de changer souvent cette eau extérieure. Une solution d'une partie de gomme dans trois parties d'eau, solution dont la densité était 1,095, avait élevé le mercure à 75 centimètres (28 pouces). C'était la limite du tube de mon appareil, mais ce n'était pas celle de la force d'endosmose qui existait dans cette circonstance. Je construisis donc un endos-

momètre dont le tube avait plus d'étendue, et je me
servis exclusivement d'eau sucrée dans les expériences
subséquentes. Ces expériences, que j'ai multipliées
pendant plus de deux mois, exigent de la patience.
Ce n'est que par de nombreux tâtonnemens que je
suis parvenu à des résultats tels que vont les offrir les
expériences choisies que je vais exposer. Voici comment je procédais à ces expériences. Le réservoir de
l'endosmomètre étant rempli du liquide sucré dont la
densité m'était connue, et ce réservoir étant plongé
dans l'eau, je versais du mercure dans la grande branche ascendante de l'endosmomètre par l'ouverture d,
et cela jusqu'à une hauteur arbitraire, mais de beaucoup inférieure à la hauteur à laquelle la colonne de
mercure devait être portée par la force de l'endosmose. Mes expériences antécédentes m'avaient fourni
des données approximatives à cet égard. J'attendais
que le mercure eût monté dans le tube par l'impulsion de la force d'endosmose ; alors j'ajoutais une certaine quantité de mercure à la colonne, en le versant
par l'ouverture supérieure d du tube. J'attendais encore que l'endosmose eût fait monter la colonne ; alors
j'ajoutais de nouveau mercure. Je cessais d'opérer cette
addition à la hauteur de la colonne, lorsque je voyais,
par l'extrême lenteur de son ascension, que la force
de l'endosme approchait de sa limite ; alors je laissais
cette force opérer seule l'ascension du mercure, jusqu'au point où cette ascension s'arrêtait définitivement ; alors je calculais, comme je l'ai dit plus haut,

la pesanteur de la colonne de mercure soulevée par l'endosmose. J'évacuais ensuite le réservoir de l'endosmomètre par l'ouverture *b*, et je mesurais la densité ou la pesanteur spécifique du liquide sucré extrait de ce réservoir. Cette densité finale devait être seule prise en considération, puisque c'est sous son influence que s'était terminée l'ascension de la colonne de mercure. Ces explications données, je vais exposer trois des expériences par lesquelles je suis parvenu à la connaissance de la loi qui préside à la force de l'endosmose.

J'ai préparé trois solutions aqueuses de sucre, dont les densités étaient 1,035, 1,070, 1,140. Cette dernière contenait un peu moins d'une partie de sucre sur deux parties d'eau. Les excès des densités de ces trois solutions sur la densité de l'eau étaient, comme on voit, dans la progression 1, 2, 4.

Je mis dans le réservoir de l'endosmomètre la solution sucrée 1,035, et je le chargeai d'une colonne de mercure d'un pouce de hauteur. L'expérience fut conduite comme il a été dit plus haut; et au bout de vingt-huit heures, l'ascension de la colonne de mercure s'arrêta à 286 millimètres (10 pouces 7 lignes). Je fais entrer dans cette estimation le poids de la colonne d'eau sucrée qui pesait immédiatement sur la membrane et l'endosmomètre. Le liquide sucré, pesé après l'expérience, se trouva réduit à la densité de 1,025, densité qui est à peu près celle d'une solution qui contient une partie de sucre sur seize parties d'eau.

Immédiatement après cette première expérience, je mis dans le réservoir de l'endosmomètre la seconde solution sucrée 1,070, et je la chargeai d'abord d'une colonne de mercure de 27 centimètres (10 pouces) de hauteur. L'expérience dura trente-six heures. Au bout de ce temps, l'ascension de la colonne de mercure s'arrêta, et j'évaluai sa hauteur à 617 millimètres (22 pouces 10 lignes). Le liquide sucré, pesé après l'expérience, était réduit à la densité de 1,053, densité qui est à peu près celle d'une solution qui contient une partie de sucre sur sept parties d'eau.

Je mis ensuite en expérience le troisième liquide sucré 1,140, et je le chargeai d'abord d'une colonne de mercure de 595 millimètres (22 pouces). L'expérience dura deux jours entiers. La colonne de mercure ayant terminé son ascension, je l'évaluai à 1 mètre 238 millimètres (45 pouces 9 lignes). Le liquide sucré, pesé après l'expérience, était réduit à la densité de 1,110, densité qui est exactement celle d'une solution qui contient une partie de sucre sur trois parties d'eau. Ces trois expériences furent faites dans un local dont la température, qui ne variait nullement, fut constamment à + 16 degrés ½ R.

On voit, par ces expériences, que la loi qui préside à la force de l'endosmose est la même que celle qui préside à sa vîtesse, résultat qui devait être prévu. Nous avons vu que la vîtesse de l'endosmose, produite par des liquides intérieurs de même nature et de densités diverses, l'eau étant toujours le liquide extérieur, que cette vîtesse, dis-je, est proportionnelle aux excès des densités des liquides intérieurs sur la densité de l'eau. Nous trouvons la même loi pour la force de l'endosmose. En effet, dans les trois expériences précédentes, nous avons des liquides intérieurs dont les densités finales sont 1,025, 1,053, 1,110. Les excès de densité de ces liquides sur la densité de l'eau, sont 0,025, 0,053, 0,110. Or, établissons une progression semblable, en prenant pour premier terme 286 millimètres (10 pouces 7 lignes), hauteur de la colonne de mercure soulevée par l'endosmose du premier liquide sucré, nous aurons 286^{mm}, 606^{mm}, 1,258^{mm}, c'est-à-dire, 10 p. 7 l., 22 p. 5 l., 46 p. 6 l. Or, l'observation donne 286^{mm}, 617^{mm}, 1,238^{mm}, c'est-à-dire, 10 p. 7 l., 22 p. 10 l., 45 p. 9 l. Il n'y a évidemment ici, entre les résultats de l'expérience et ceux du calcul, que les différences légères qui sont inévitables dans les expériences de ce genre. Ainsi, il est démontré que la force de l'endosmose, produite par différentes densités d'un même liquide intérieur, l'eau étant le liquide extérieur, et la température étant constante, est proportionnelle aux quantités qui expriment, dans deux expériences comparées, les excès de la densité des deux liquides intérieurs sur la densité de l'eau, qui est le liquide extérieur.

D'après cette loi, on peut calculer qu'avec l'endosmomètre qui a servi à ces expériences, et par la même température, le sirop de sucre, à la densité de 1,3,

produirait une endosmose capable de soulever une
colonne de 127 pouces de mercure, ou du poids de
4 atmosphères $\frac{1}{2}$.

Ceux qui tiennent encore à ne voir dans le phénomène de l'endosmose, qu'un simple effet d'attraction capillaire et d'attraction réciproque des liquides,
croiront sans doute que si le liquide intérieur de
l'endosmomètre, pressé par une haute colonne de
mercure, monte au lieu de descendre, cela proviendrait, d'une part, de l'impossibilité où serait le liquide
intérieur de filtrer, au travers de la membrane de
l'endosmomètre, en raison de sa viscosité, et, d'une
autre part, de la facilité avec laquelle l'eau peut traverser cette membrane; en sorte que l'attraction réciproque des deux liquides ayant lieu, et un seul
d'entre eux pouvant traverser la cloison, il en résulterait que ce dernier marcherait seul au travers de la
membrane pour aller se réunir au liquide opposé,
dont il augmenterait ainsi le volume. Mais cette théorie,
en apparence séduisante, est infirmée par l'expérience. J'ai rapporté plus haut qu'une solution d'une
partie de gomme arabique dans trois parties d'eau,
avait, par endosmose, élevé le mercure à 75 centimètres (28 pouces), et l'eût élevé plus haut, si mon
tube eût eu plus de longueur. Je remplaçai l'eau dans
laquelle baignait le réservoir de l'endosmomètre, par
une solution d'une partie de gomme arabique dans
dix parties d'eau. Dès ce moment, le liquide gommeux intérieur s'abaissa dans le tube de l'endosmo-

mètre. Cet abaissement extrêmement lent, étant arrivé à 72 centimètres, je replaçai le réservoir de
l'endosmomètre dans l'eau pure. Dès ce moment, le
mercure reprit son mouvement ascensionnel comme
auparavant. Ainsi, le liquide gommeux intérieur
avait la possibilité de filtrer au travers de la membrane, et cette filtration s'opérait sous la pression de
la colonne de mercure, lorsque le liquide extérieur
était augmenté de densité. Cependant, d'après les lois
connues de l'hydrostatique, l'augmentation de densité
de ce liquide extérieur, bien loin de favoriser l'écoulement du liquide intérieur, aurait dû, au contraire,
le rendre plus difficile. Il existe donc, dans cette circonstance, une force inconnue qui met obstacle à
l'écoulement du liquide intérieur, auquel la membrane livre cependant un passage suffisamment facile
par ses voies capillaires; c'est cette même force qui
produit le mouvement ascensionnel de l'eau au travers de la membrane. Cette force est incontestablement
une force intra-capillaire, mais ce n'est point l'attraction capillaire connue jusqu'à ce jour; cette
dernière est une force d'ascension et de station qui
ne porte jamais les liquides au-delà des voies capillaires; l'endosmose est le résultat d'une force de perméation qui exige le concours de deux liquides différens, et qui porte ces deux liquides en sens inverse
au travers des voies capillaires, en les chassant au-
dehors. Tous les solides poreux et tous les liquides
sont aptes à opérer l'ascension capillaire; certains

solides et certains liquides seulement sont aptes à opérer la double perméation capillaire. L'augmentation de température diminue la force d'ascension capillaire ; elle augmente la force de perméation capillaire. Ainsi, ces deux forces *intra-capillaires* paraissent être essentiellement différentes.

RECHERCHES

SUR LA CAUSE ET SUR LE MÉCANISME

DE

L'IRRITABILITÉ VÉGÉTALE.

L'IMPORTANCE de la physiologie comparée des végétaux et des animaux est aujourd'hui sentie par tous les bons esprits. La vie a des phénomènes généraux qui appartiennent au règne végétal comme au règne animal. Il est donc nécessaire d'étudier comparativement ces phénomènes chez tous les êtres vivans sans exception. C'est de cette étude que sortira la *physiologie générale*, science qui est encore à créer, mais pour laquelle il existe de nombreux matériaux.

L'irritabilité est un de ces phénomènes généraux qui appartiennent aux végétaux comme aux animaux ; mais chez ces deux classes d'êtres, ce phénomène présente des modifications très-remarquables, et telles que certains physiologistes ont pu douter si l'irritabilité était véritablement un phénomène semblable chez les végétaux et chez les animaux. Mais l'observation prouve que ces modifications ne sont dans le fait que des simplifications du phénomène, en sorte que les

végétaux présentent, dans le plus grand degré de
simplicité, ce phénomène d'irritabilité que les animaux ne présentent ordinairement qu'avec certaines
complications. Ce sont donc les végétaux qui sont ap-
pelés à donner la solution de ce problême, l'un des
plus importans de la physiologie, solution à laquelle
l'étude des seuls animaux ne conduirait jamais.

J'ai annoncé, dans un précédent ouvrage (1), que
l'irritabilité végétale consistait exclusivement dans la
propriété que possèdent certaines parties des végétaux
de prendre un état de courbure élastique, et de s'y
maintenir, tantôt d'une manière fixe et permanente,
tantôt d'une manière temporaire, en sorte que dans
ce dernier cas l'incurvation alterne avec un état de
redressement. Depuis que j'ai découvert qu'il existe
chez les végétaux une irritabilité dont l'exercice ne
se manifeste par aucune courbure, par aucune inflexion de parties, en sorte qu'elle consiste dans une
véritable contractilité, j'ai étudié avec beaucoup d'at-
tention ces deux ordres de phénomène d'irritabilité
végétale, et cette étude m'a conduit à la connaissance
du mécanisme intime au moyen duquel il s'opère.

_____

(1) *Recherches anatomiques et physiologiques sur la structure
intime des animaux et des végétaux, et sur leur motilité.*

OBSERVATIONS ET EXPÉRIENCES
SUR L'IRRITABILITÉ DE LA BALSAMINE.
(*Impatiens balsamina.*)

On sait que les valves de l'ovaire de la balsamine, à l'époque de la maturité, se séparent les unes des autres, et que chacune d'elles se roule en spirale *en dedans*, c'est-à-dire que sa convexité est en dehors, ou du côté de l'épiderme. Si on les redresse, elles retournent spontanément et avec vivacité à leur état d'incurvation, lorsqu'on les abandonne à elles-mêmes. Si on les plonge dans l'eau, elles se courbent encore plus profondément; si on les laisse se dessécher à moitié, elles tombent dans l'état de flaccidité ou de relâchement, et perdent leur tendance élastique à l'incurvation. Ces premiers faits prouvent déjà que la présence de l'eau dans les organes qui composent le tissu de la valve, est une des conditions de l'existence de sa tendance à l'incurvation. Si l'on plonge dans l'eau la valve à moitié flétrie par l'évaporation de ses liquides intérieurs, elle absorbe ce liquide, reprend son état turgide vital, et son incurvation élastique, ou son irritabilité. Si on laisse dessécher presqu'entièrement la valve à l'air libre, elle ne reprend plus du tout son état turgide et son incursation lorsqu'on la plonge dans l'eau. Elle s'imbibe entièrement, et jusqu'à complète saturation, mais elle n'absorbe point

l'eau *avec excès* comme elle le faisait auparavant;
elle ne redevient point turgide; elle demeure constamment dans l'état de flaccidité; elle a complètement perdu son irritabilité. Cette dernière expérience m'a conduit à penser que l'irritabilité tenait
à l'existence du liquide organique qui remplissait les
organes vésiculaires dont la valve est composée, et
que c'était, non par une simple imbibition, mais par
endosmose que l'eau était introduite dans le tissu organique irritable. Les expériences qui vont être exposées confirmeront ce premier aperçu.

Le tissu organique qui compose la valve de l'ovaire
de la balsamine, vu au microscope, se trouve composé par une agrégation d'utricules ou de vésicules.
C'est, en totalité, ce que l'on nomme improprement
un *tissu cellulaire* et qui sera mieux nommé *tissu vésiculaire.* Mais il y a une chose très-remarquable dans
ce tissu vésiculaire, c'est que les vésicules, grandes à
la partie externe, vont toujours en décroissant de grosseur, jusqu'à la partie interne, où elles sont le plus
petites. Cette disposition dévoile complètement la
cause de la tendance à l'incurvation. Toutes les vésicules étant pleines jusqu'à l'état turgide, l'incurvation
de la valve en dedans en est le résultat nécessaire.
Les vésicules qui composent ce tissu sont, dans l'état
naturel, remplies par un liquide organique plus ou
moins dense. Lorsque ces vésicules éprouvent extérieurement l'accession de l'eau, elles exercent l'endosmose, par cela seul qu'elles contiennent un liquide

organique plus dense que l'eau. Alors elles deviennent turgides, et le tissu, distendu plus en dehors qu'en dedans, prend un état d'incurvation en dedans (1). Lorsqu'une dessication prolongée a enlevé le liquide intérieur des vésicules, celles-ci s'imbibent de l'eau dont elles éprouvent extérieurement l'accession, mais elle n'exercent plus d'endosmose; elles ne deviennent plus turgides; le tissu demeure dans l'état de flaccidité; l'irritabilité est abolie. Du moment qu'il me fut démontré que l'accession extérieure de l'eau était la cause de l'endosmose des vésicules qui contenaient un liquide organique dense, et que cette endosmose était la cause de l'état turgide du tissu; du moment qu'en outre il me fut démontré que l'incurvation de ce tissu était le résultat de l'inégalité de ses vésicules, grandes en dehors, et petites en dedans, il me parut certain qu'en substituant à l'eau un liquide plus dense que celui que contenaient les vésicules, je produirais, non plus de l'endosmose, mais de l'exosmose, et, par suite, une incurvation de la valve dans le sens opposé à celui de son incurvation naturelle. Je plongeai donc plusieurs de ces valves, qui étaient courbées en dedans, dans du sirop de sucre. Elles ne

---

(1) Toutes les fois que je dirai, en parlant d'une partie végétale, qu'elle se courbe *en dedans* ou qu'elle se courbe *en dehors*, cela signifiera, dans le premier cas, que la concavité de la courbure est tournée vers l'intérieur ou le centre du végétal, et, dans le second cas, que la concavité de la courbure est tournée vers l'extérieur.

tardèrent pas à perdre leur état d'incurvation, et à devenir droites. Bientôt après, elles se roulèrent en spirale en dehors. Cet effet, que j'avais prévu, était un résultat nécessaire de l'excsmose, qui soutirait le liquide organique moins dense que le sirop, liquide qui remplissait les vésicules du tissu de la valve. Ces vésicules étant désemplies, la valve se roulait en dehors, parce que, de ce côté, les vésicules, plus grandes, avaient plus perdu de liquide; il y avait, de ce côté, moins de matière solide qu'en dedans; dès lors, il devait y avoir incurvation de ce côté, lors de la soustraction d'une grande partie du liquide, qui, en gonflant ces vésicules, leur faisait occuper un espace considérable. Je transportai dans l'eau ces valves roulées en spirale en dehors; elles ne tardèrent pas à se dérouler, et, enfin, à reprendre leur état naturel d'incurvation en dedans; ici, leurs vésicules composantes exerçaient de nouveau l'endosmose, et l'incurvation en dedans en était le résultat. Je transportai de nouveau mes valves dans le sirop. Elles se roulèrent en dehors; je les replaçai dans l'eau, elles se courbèrent en dedans. Je répétai ce double jeu d'incurvation neuf fois en cinq heures de temps. Alors, les valves cessèrent de se courber en dedans, lorsque je les plongeais dans l'eau; elles ne reprenaient plus assez pour cela leur état turgide, ce qui provenait de ce que l'action d'exosmose, provoquée par l'immersion dans le sirop, avait soutiré en grande partie leur liquide dense intérieur; il ne leur en restait plus assez pour exercer

ame endosmose suffisante pour les replacer dans l'état
turgide; dès lors, il n'y avait plus d'incurvation en
dedans. Mais l'immersion dans le sirop produisait toujours le roulement en dehors, jusqu'au *summum*,
parce que cette incurvation était le résultat de l'exosmose, laquelle, loin d'éprouver de la diminution, al-
lait, au contraire, toujours en augmentant d'énergie,
puisque le liquide intérieur des vésicules devenait de
moins en moins dense, l'eau ayant remplacé huit ou
neuf fois le liquide organique intérieur, soutiré par
l'exosmose qu'occasionnait l'immersion dans le sirop.
Je mis sous le microscope une lame mince de valve,
plongée dans du sirop de sucre. Je fus ainsi à même
de voir d'une manière immédiate le mécanisme de
son incurvation. Je vis toutes les vésicules, et spécialement les plus grandes, qui occupaient son côté
extérieur convexe, perdre assez rapidement de leur
diamètre, par l'effet de leur déplétion, et l'incurvation en dehors de la lame de valve en fut l'effet.

Il résulte de ces expériences, que les valves de la
balsamine perdent leur irritabilité ou leur faculté
d'incurvation élastique en dedans, lorsque le liquide
organique dense qui remplit leurs vésicules est soutiré, soit par l'évaporation, soit par l'exosmose. C'est
donc à l'existence de ce liquide intérieur dense qu'est
due l'irritabilité. Si l'on pouvait rendre aux vésicules
le liquide dense qu'elles ont perdu, on leur rendrait
leur faculté de devenir turgides par endosmose, lors
de l'accession extérieure de l'eau; on rendrait par

conséquent aux valves leur faculté de prendre une
incurvation en dedans, c'est-à-dire qu'on leur rendrait leur irritabilité perdue. C'est effectivement ce
que j'ai fait par les deux expériences suivantes. J'ai
fait dessécher à l'air libre des valves d'ovaire de balsamine, en ayant soin de les empêcher de se tortiller,
et de les conserver dans la rectitude. Lorsque cette
dessication me parut à peu près complète, j'achevai
de la déterminer à l'aide de la chaleur douce du feu.
Les valves ainsi desséchées étaient devenues cassantes
et friables. J'en plongeai quelques-unes dans l'eau;
elles s'imbibèrent jusqu'à saturation, et demeurèrent
droites dans l'état de flaccidité. Je plongeai plusieurs
autres de ces valves dans de l'eau très-sucrée; elles
s'imbibèrent de ce liquide dense jusqu'à saturation,
et demeurèrent de même dans l'état de rectitude et
de flaccidité. Lorsque je jugeai que les vésicules composantes de leur tissu avaient absorbé par imbibition
du liquide sucré autant qu'elles pouvaient le faire, en
vertu de leur simple capillarité, je plongeai ces valves
dans l'eau; elles ne tardèrent pas à l'absorber par
l'effet de l'endosmose, provoquée par la présence d'un
liquide dense dans les vésicules; leur tissu vésiculaire
devint turgide, et l'incurvation des valves en dedans
eut lieu de la même manière que dans l'état naturel.
Je transportai ces valves dans du sirop de sucre, elles
se roulèrent en dehors; je les replaçai dans l'eau,
elles se courbèrent de nouveau en dedans; en un mot,
ces valves avaient repris leur irritabilité par une véri-

table résurrection; seulement leur incurvation n'avait pas autant de force d'élasticité que dans l'état naturel.

Je viens d'exposer comment l'exosmose produite par l'immersion alternative, souvent répétée dans le sirop et dans l'eau, avait fini par soutirer la plus grande partie du liquide organique dense que contenaient originairement les vésicules, en le remplaçant par de l'eau. Il résultait de là l'impossibilité au tissu de la valve de reprendre dorénavant son état turgide, et par conséquent son incurvation en dedans, ou son irritabilité naturelle; mais, en abandonnant long-temps dans le sirop ces valves ainsi privées de leur liquide dense naturel, ce liquide sucré tend à les pénétrer par imbibition. Les vésicules s'en remplissent, en sorte qu'au bout de huit à dix jours, si l'on transporte ces valves dans l'eau, elles quittent leur incurvation en dehors, et reprennent leur incurvation naturelle en dedans; elles ont récupéré leur irritabilité en récupérant un liquide dense dans l'intérieur de leurs vésicules.

Il résulte de ces observations, que l'irritabilité de la balsamine consiste dans une faculté d'incurvation élastique qui résulte de l'état turgide par endosmose d'un tissu vésiculaire à vésicules larges et rares au côté convexe, petites et serrées au côté concave. C'est l'accession extérieure de l'eau sur ces vésicules remplies d'un liquide organique dense, qui détermine l'endosmose de ces vésicules, et par conséquent l'exercice de l'irritabilité ou de l'incurvabilité, dont le mécanisme se trouve ainsi dévoilé. Dans l'état naturel, c'est la sève lymphatique ascendante, qui n'est presque que de l'eau pure, qui remplit ici le rôle de liquide extérieur, dont l'accession provoque l'endosmose des vésicules. On peut se convaincre de cette vérité, en laissant flétrir un rameau de balsamine détaché de la plante et chargé d'ovaires. En perdant une partie de l'eau qui les rend turgides, les valves de ces ovaires perdent une partie de leur irritabilité; elles la récupèrent en plongeant l'extrémité du rameau dans l'eau. Ce liquide, pompé par la tige, arrive par les canaux lymphatiques jusqu'aux vésicules des valves, et son accession extérieure détermine leur endosmose, et par conséquent le retour de leur état turgide, ce qui ramène leur irritabilité.

Il était important d'apprécier l'action des différens agens chimiques sur l'irritabilité végétale. Je me suis assuré que les acides affaiblis augmentaient la force de la tendance à l'incurvation dans les valves de la balsamine. Ainsi, en plongeant une de ces valves dans l'eau pure, elle prenait un degré déterminé d'incurvation; si j'ajoutais à l'eau une petite quantité d'acide sulfurique, nitrique ou hydro-chlorique, l'incurvation de la valve devenait à l'instant plus profonde; mais l'incurvabilité de cette valve était altérée, en sorte qu'en la transportant dans du sirop de sucre, elle se redressait, mais sans se rouler en spirale en dehors, comme cela a lieu ordinairement. Si l'action de cet acide affaibli était plus longue, la valve per-

dait entièrement la faculté de se redresser dans le
sirop; son irritabilité était complètement détruite. Ce
phénomène était le résultat de la coagulation du liquide intérieur des vésicules, coagulation opérée par
l'action de l'acide. Alors les vésicules ne contenaient
plus un liquide dense, mais simplement un coagulum; elles étaient par conséquent incapables d'exercer l'endosmose, dès lors l'incurvabilité était abolie.
L'immersion suffisamment prolongée d'une valve d'o-
vaire de balsamine dans l'alchool, produit de même,
et par la même raison, l'abolition de son incurvabilité. L'immersion suffisamment prolongée dans une
solution de potasse caustique, anéantit également l'irritabilité de ces valves, et cela autant par l'altération
chimique de leur tissu, que par celle de leurs liquides intérieurs.

Je mis quelques valves de balsamine dans un verre
d'eau, à laquelle j'avais ajouté trois gouttes d'hydro-
sulfure d'ammoniaque. Les valves se courbèrent d'a-
bord profondément en dedans; deux jours après, leur
incurvation était beaucoup diminuée. Je les transportai dans l'eau pure; elles y demeurèrent immobiles.
Je les transportai dans du sirop de sucre; elles se redressèrent jusqu'à la rectitude seulement, et ne se
courbèrent point en dehors, comme cela a lieu ordinairement : remises dans l'eau, elles affectèrent une
courbure très-légère en dedans. Ces valves étaient
véritablement dans un état d'engourdissement ou de
stupéfaction, et cependant elles avaient conservé leur

5

apparence de vie ; elles n'avaient point perdu leur couleur verte, comme cela avait lieu lors de l'abolition de l'irritabilité de ces valves par des acides, par des alkalis ou par l'alchool. Ce fait coïncide avec les observations qui m'ont prouvé que l'hydrogène sulfuré est *ennemi* ou *sédatif* de l'endosmose.

OBSERVATIONS ET EXPÉRIENCES
SUR L'IRRITABILITÉ DU MOMORDICA ELATERIUM.

Le fruit du *momordica elaterium*, à l'époque de la maturité, se détache de son pédoncule. A l'instant de cette séparation, le liquide contenu dans la cavité centrale du fruit est expulsé avec violence, mêlé avec les graines, par l'ouverture qui provient de la séparation du pédoncule. A la seule inspection de ce phénomène d'irritabilité, on peut juger qu'il y a là une contraction des parois de l'organe creux sur le liquide contenu dans sa cavité. J'avais d'abord été porté à douter de ce fait ; mais l'observation m'a ramené à le reconnaître. Il ne m'a fallu pour cela que mesurer d'une manière exacte les deux diamètres du fruit ellipsoïde, avant et après son évacuation. Ce fruit, après qu'il a expulsé son liquide central et ses graines par une violente expulsion, se trouve diminué environ d'un neuvième dans son petit diamètre, et environ d'un douzième dans son grand diamètre. J'ai pris ces mesures d'une manière extrêmement exacte, avec un

compas de tourneur. Il n'y a donc point de doute ; il
y a ici une véritable contraction ; l'organe creux s'est
resserré sur lui-même dans tous les sens. Il s'agit actuellement de rechercher le mécanisme de cette contraction. Cette recherche est d'autant plus importante,
qu'elle peut fournir par analogie des lumières sur la
contractilité des animaux.

Avant sa maturité, le fruit du momordica elaterium ne manifeste aucune tendance à expulser le liquide, alors peu abondant, qui existe dans sa cavité
centrale. Cependant, ce fruit vert donne des marques
très-sensibles d'irritabilité. Si l'on en coupe une tranche longitudinale, comme on coupe *une côte* de me-
lon, cette tranche se courbe profondément sous forme
d'un croissant : cette incurvation augmente encore
en plongeant la tranche dans l'eau. Si l'on coupe le
fruit par tranches circulaires transversales, et qu'on
divise chacune de ces tranches circulaires en deux
demi-cercles, chacun de ces demi-cercles se courbe
profondément, jusqu'à former un petit cercle complet :
cette incurvation augmente par l'immersion dans
l'eau. Ainsi, il y a dans le fruit vert du momordica
elaterium une tendance générale à l'incurvation :
cette tendance, loin de comprimer le liquide central, tend au contraire à lui faire plus de place, puisque par elle le petit diamètre du fruit tend à s'agran-
dir. Ce n'est donc point cette tendance à l'incurvation qui comprime ce liquide, et qui l'expulse à l'é-
poque de la maturité. Effectivement, à cette époque

et après l'expulsion du liquide central, les tranches longitudinales du fruit ne tendent plus à se courber en dedans sous forme de croissant. Elles conservent leur rectitude, même lorsqu'on les plonge dans l'eau. Ainsi, il y a eu un changement extrêmement notable dans le mode de l'irritabilité du fruit, comparé dans ses deux états de fruit vert et de fruit mûr. Nous allons déterminer, par l'expérience et par l'observation, quel est ce changement survenu.

Le tissu du fruit, examiné au microscope, se trouve spécialement composé de vésicules agglomérées. Ces vésicules vont en décroissant de grandeur de la circonférence au centre. C'est cette grandeur décroissante des vésicules qui se retrouve ici comme dans les valves de l'ovaire de la balsamine, qui détermine de même la tendance à l'incurvation en dedans dans le fruit vert; mais cette grandeur décroissante des vésicules existe aussi dans le fruit mûr. Pourquoi donc n'existe-t-il plus de tendance à l'incurvation en dedans chez ce dernier? c'est ce que l'observation va nous dévoiler.

Les vésicules qui composent par leur assemblage le fruit du momordica, contiennent un liquide organique dense. L'accession extérieure de l'eau ou de la sève lymphatique provoque l'endosmose dans ces vésicules, et par suite l'état turgide et l'incurvation en dedans. C'est pour cela que l'incurvation d'une tranche de ce fruit augmente en la plongeant dans l'eau. Si on la plonge dans du sirop de sucre, la densité de ce li-

quide, plus considérable que la densité du liquide
intérieur des vésicules, provoquera l'exosmose dans
ces vésicules, et il en résultera que la tranche perdra
son incurvation en dedans, et prendra une incurvation en dehors. Si l'on répète ce jeu d'incurvations
alternatives dans l'eau et dans le sirop, il arrivera à la
tranche du fruit ce qui est arrivé dans la même expérience à la valve de l'ovaire de la balsamine; elle
perdra la faculté de prendre de l'incurvation en dedans, en conservant celle de se courber en dehors.
C'est le résultat de la soustraction du liquide dense
que contenaient les vésicules, soustraction qui a été
opérée par l'effet continué de l'exosmose. Or, comme
il arrive, lors de la maturité du fruit du momordica,
qu'il a perdu sa faculté de se courber en dedans, et
que cependant il conserve ses vésicules décroissantes
de dehors en dedans, il faut nécessairement que ces
vésicules aient perdu une grande partie du liquide
dense intérieur qu'elles contenaient, lorsque le fruit
était vert. L'expérience va nous dévoiler la cause de
cette déperdition.

Le centre du fruit du momordica elaterium contient une substance organique très-singulière, et qui
ne ressemble à aucun autre tissu végétal. On le pren-
drait pour un mucus vert fort épais. Vu au microscope, il paraît composé d'une immense quantité de
globules fort petits, agglomérés, tantôt confusément,
tantôt de manière à former des stries irrégulières.
Cette substance est pénétrée par un liquide blanchâtre,

par une sorte d'émulsion, qui est d'autant plus dense, qu'on l'observe à une époque plus voisine de la maturité. Ce liquide aqueux s'épanche aussitôt qu'on ouvre le fruit vert. Au microscope, on voit des globules presque imperceptibles qui nagent dans ce liquide ; à l'époque de la maturité, ce liquide blanchâtre est beaucoup plus abondant, et en même temps beaucoup plus dense ; les globules qu'il tient en suspension sont devenus beaucoup plus gros. Les graines détachées du fruit nagent dans ce liquide central, qui, par sa densité considérable, provoque l'exosmose des vésicules qui composent le tissu du fruit ; dès lors le liquide organique qui remplit ces vésicules tend, par l'effet de l'exosmose, à s'écouler vers le liquide central, dont la densité est supérieure à la sienne. Cette exosmose fait cesser la tendance à l'incurvation en dedans, qui existait dans toutes les parties du fruit ; qui se trouve alors dans le même cas que s'il était en contact avec du sirop de sucre ; ses côtés tendent alors à la rectitude. La masse du liquide central est augmentée par l'addition du liquide qu'il soutire des vésicules. Les côtés du fruit sont courbés mécaniquement par cette accumulation de liquide dans sa cavité ; et comme ces côtés tendent avec force à la rectitude, ils pressent avec violence le liquide central, et ils le chassent rapidement dès qu'une issue lui est offerte. Cette expulsion n'est pas l'effet de la seule tendance à la rectitude des côtés du fruit ; elle est aussi l'effet de la diminution de la capacité de sa cavité centrale, par

sa contraction générale. Ces deux effets dépendent de
la même cause, c'est-à-dire de l'exosmose des vésicules, produite par l'accession extérieure du liquide
central, plus dense que ne l'est le liquide qui remplit
ces mêmes vésicules. La vérité de cette assertion est
prouvée par l'expérience suivante. J'ai pris un nombre
suffisant de fruits parvenus à leur maturité, et j'ai
recueilli dans un vase le liquide central qu'ils expul-
saient, mêlé aux graines ; alors j'ai pris un fruit vert,
et je l'ai coupé par tranches longitudinales ; chacune
de ces tranches s'est courbée en croissant, en dedans,
comme à l'ordinaire, et cette incurvation s'est augmentée dans l'eau : c'était l'effet naturel de l'endosmose. Alors j'ai transporté ces tranches dans le liquide
que j'avais recueilli ; elles n'ont pas tardé à diminuer
de courbure ; ensuite elles se sont redressées complètement ; enfin, elles se sont un peu courbées en dehors. Il est prouvé par cette expérience, que le liquide
central du fruit mûr agit comme cause d'exosmose
sur les vésicules qui composent le tissu du fruit, ce
qui prouve que ce liquide est plus dense que ne l'est
le liquide qui remplit ces vésicules. C'est donc l'accession ou le contact de ce liquide central, devenu
très-dense, qui fait cesser la tendance générale à l'incurvation en dedans, qui existait dans le fruit vert,
par l'effet de l'endosmose des vésicules, et qui lui
substitue une tendance générale au redressement et à
l'incurvation en dehors, par l'effet de l'exosmose de
ces mêmes vésicules.

Ainsi, il y a deux phases dans l'irritabilité du fruit du momordica elaterium, savoir; une tendance à l'incurvation en dedans par effet d'endosmose dans le fruit vert, et une tendance à l'incurvation en dehors par effet d'exosmose dans le fruit mûr. Ce changement ne reconnaît d'autre cause que l'augmentation survenue dans la densité du liquide qui occupe la cavité centrale du fruit.

Il résulte de ces observations, que l'irritabilité de l'ovaire de la balsamine et du fruit du momordica elaterium consiste dans une incurvabilité à laquelle se joint une véritable contractilité. L'incurvabilité dépend de la grandeur décroissante des vésicules qui composent le tissu irritable ; ce tissu offre, d'un côté, de la *capacité en plus,* et de l'autre côté, de la *capacité en moins*. Ces vésicules contiennent un liquide organique d'une densité toujours supérieure à celle de l'eau ; lorsqu'elles subissent l'accession extérieure de l'eau ou de la sève lymphatique, qui diffère peu de l'eau pure, ces vésicules exercent l'endosmose, et le tissu irritable se courbe, de manière que les plus grandes vésicules occupent le côté convexe. Lorsque ces vésicules subissent l'accession d'un liquide plus dense que celui qu'elles contiennent, elles exercent l'exosmose, et il en résulte deux effets ; le premier est l'incurvation du tissu irritable, en sens inverse de celui qui avait lieu par endosmose ; alors ce sont les plus petites vésicules qui sont au côté convexe ; le second effet est la contraction ou le raccourcissement du tissu irritable : c'est le résultat nécessaire de l'évacuation partielle de toutes ses vésicules composantes. Par cette déplétion, le tissu devient moins volumineux, ou, en d'autres termes, il se contracte.

SUR L'IRRITABILITÉ DE LA SENSITIVE.
(*Mimosa pudica.*)

Dans mes recherches sur la structure des organes irritables de la sensitive (1), j'ai fait voir que ces organes, auxquels j'ai donné le nom de *bourrelets*, sont composés d'un parenchime cellulaire. Ce parenchime n'est autre chose que de la médulle corticale dans un grand état de développement. Dans son centre existe un petit faisceau de tubes lymphatiques et de trachées qui appartiennent à l'étui médullaire du système central. Les vésicules articulées dont se compose le tissu du bourrelet, sont remplies par un liquide diaphane, coagulable par la chaleur et par l'acide nitrique affaibli. Par ce moyen, on produit dans l'intérieur de chacune de ces vésicules un petit coagulum globuleux qui doit son apparence noire à son opacité. C'est ce que j'ai représenté dans les figures 16 et 17 de l'ouvrage cité plus haut. On voit, dans les intervalles de ces corps globuleux, des lignes irrégulières qui indi-

---

(1) *Recherches anatomiques et physiologiques sur la structure intime des animaux et des végétaux, et sur leur motilité.*

quent les sections des parois contiguës des vésicules, irrégulièrement divisées par l'instrument tranchant. J'avais considéré les *coagula* globuleux dont il ,est ici question, comme indiquant l'existence de vésicules globuleuses éparses dans une masse de parenchime cellulaire ordinaire ; mais de nouvelles observations m'ont éclairé sur la véritable nature de ces corps globuleux, qui n'existent point dans l'état naturel, et dont la formation purement artificielle est due à ce que l'acide nitrique froid et affaibli coagule subitement le liquide organique contenu dans chaque vésicule, et à ce que le coagulum se resserre en forme de boule au centre de la vésicule. De nouvelles observations m'ont fait voir que le tissu du bourrelet ou de l'organe irritable de la sensitive, est entièrement composé de vésicules articulées remplies d'un liquide dense, et décroissantes de grandeur de dehors en dedans. J'ai prouvé par des expériences, que c'est exclusivement dans ce tissu vésiculaire que réside l'irritabilité de la sensitive, et que le faisceau central de tubes et de trachées est tout à fait étranger à cette propriété vitale ; enfin, j'ai déterminé le mécanisme des mouvemens qu'exécute la sensitive. Je rappellerai ici très-brièvement ces expériences.

Le pétiole de la feuille de la sensitive possède un double mouvement d'abaissement et de redressement, et c'est le bourrelet situé à sa base qui est l'organe de ce double mouvement. Si, par une section longitudinale, on enlève la partie inférieure du bourrelet, la partie supérieure de cet organe, restée seule, se courbe en arc, dont la concavité est dirigée vers la terre, et, par ce moyen, le pétiole est maintenu constamment dans l'état d'abaissement. Cet abaissement n'est point le résultat d'un état d'affaissement des cellules du bourrelet, et n'est point un état de flaccidité; le pétiole est maintenu dans cet état d'abaissement par la force d'élasticité de l'arc que forme le demibourrelet supérieur. Si, par une pareille section longitudinale, on enlève la partie supérieure du bourrelet à une autre feuille, la partie inférieure de cet organe, restée seule, se courbe en arc, dont la concavité est dirigée vers le ciel, et, par ce moyen, le pétiole est maintenu constamment dans l'état de redressement. Ainsi, le bourrelet de la sensitive peut être considéré comme composé de deux ressorts courbés et antagonistes : le ressort supérieur, en se courbant, abaisse la feuille ; le ressort inférieur, en se courbant à son tour, la relève. Lorsque chacun de ces deux ressorts existe seul, il maintient le pétiole dans une position constante et invariable d'élévation ou d'abaissement. Le ressort inférieur, par exemple, existant seul, le pétiole demeure invariablement redressé. Cependant, si l'on néglige d'arroser suffisamment la plante, on voit bientôt le pétiole s'abaisser. La plante cependant n'est pas encore fanée ou flétrie par le manque d'eau, mais déjà il n'y a plus assez d'eau dans le tissu du ressort pour entretenir son état d'élasticité. Il tombe dans le relâchement par flaccidité,

et la feuille entraîne par son poids le pétiole dans
l'état d'abaissement. Si on arrose la plante dans ce
moment, on ne tarde pas à voir le pétiole se redresser
par la force d'élasticité du ressort inférieur du bourrelet, qui reprend son état de courbure naturelle. Ces
observations prouvent que l'élasticité des ressorts de
l'organe irritable ou du bourrelet est produite par l'é-
tat turgide des cellules ou des vésicules qui le composent. Cet état turgide des organes vésiculaires est le
résultat de l'endosmose que ces organes exercent par
l'accession extérieure de la sève lymphatique ; ainsi,
l'endosmose est la cause immédiate de l'élasticité des
ressorts de l'organe irritable de la sensitive, de la
même manière que cela a lieu chez la balsamine et
chez le momordica elaterium. La tendance à l'incurvation des parties du bourrelet de la sensitive est encore mise en évidence par les expériences suivantes.
On enlève avec un instrument bien affilé des tranches minces du bourrelet ; elles ne manifestent dans
l'air aucun mouvement ; mais si on les plonge dans
l'eau, à l'instant elles se courbent en arc, dont la
concavité est toujours tournée du côté qui regardait
l'axe du pétiole. Si on les transporte dans du sirop de
sucre, elles se redressent, et ensuite se courbent par
exosmose en sens opposé ou en dehors ; en les transportant de nouveau dans l'eau, elles reprennent par
endosmose leur incurvation primitive en dedans. Ainsi,
il n'y a point à douter que l'irritabilité de la sensitive
ne soit due à l'endosmose d'un tissu vésiculaire dont

les vésicules sont décroissantes de dehors en dedans ; il n'y a point de doute non plus que ce ne soit l'accession extérieure de l'eau ou de la sève lymphatique qui provoque l'endosmose de ces vésicules remplies par un liquide organique très-dense. Ceci m'explique un phénomène dont je ne m'étais pas rendu compte lors de mes premières recherches, et que je m'étais contenté d'exposer. Une excitation exercée sur une seule des folioles de la sensitive se propage au loin dans le végétal, et va déterminer l'action de tous les organes irritables ou de tous les *bourrelets* auxquels elle parvient successivement. Des expériences positives m'ont prouvé que c'est par le moyen du liquide contenu dans les tubes lymphatiques que s'opère la transmission de cette *excitation,* ou plutôt de cette cause excitatrice intérieure, si semblable en apparence à un influx nerveux. J'ai calculé la vîtesse de la marche de cette cause excitatrice intérieure chez la sensitive. Aujourd'hui, les nouveaux faits qui m'ont prouvé que l'action des organes irritables végétaux est toujours mise en jeu par l'accession d'un liquide m'indiquent ici que cette cause excitatrice, qui marche dans les tubes lymphatiques de la sensitive, n'est autre chose que la sève lymphatique elle-même, laquelle reçoit, par l'action des excitans du dehors, un mouvement d'impulsion qui se communique de proche en proche avec une vîtesse déterminée, et qui, par son accession, détermine l'action des organes irritables. Mais il reste toujours à déterminer quelle est la force qui, dans cette circonstance, meut le liquide lymphatique dans ses canaux après l'influence d'une excitation du dehors. Il reste également à déterminer pourquoi l'accession de cette sève lymphatique fait prédominer l'incurvation du ressort supérieur du bourrelet, ce qui abaisse le pétiole. Il reste enfin à savoir pourquoi, après un peu de repos, le ressort inférieur du bourrelet reprend sa prédominence, ce qui relève le pétiole.

OBSERVATIONS
SUR L'IRRITABILITÉ DU SAINFOIN OSCILLANT.
(*Hedysarum girans.*)

La feuille du sainfoin oscillant a trois folioles comme la feuille du trèfle. La foliole du milieu, qui est la plus grande, est immobile, mais les deux folioles latérales, qui sont assez petites, sont dans un mouvement continuel d'élévation et d'abaissement alternatifs. Ces mouvemens s'exécutent au moyen de la flexion du pétiole très-grêle de ces petites folioles; ainsi, c'est dans ce pétiole qu'existe l'organe des mouvemens des folioles qu'il supporte. L'extrême ténuité de ce pétiole rend son étude anatomique très-difficile. Il faut, avec un instrument tranchant, délicat et bien affilé, enlever une lame de tissu sur deux côtés opposés du pétiole. Alors, on soumet au microscope la partie moyenne extrêmement mince qui reste. On voit de

cette manière, que le centre du pétiole est occupé par
les tubes ou vaisseaux qui se distribuent à la foliole.
De chaque côté de ce faisceau central de tubes se
trouve un parenchime composé de vésicules globuleuses d'une extrême petitesse, et dont la grosseur est
décroissante de dehors en dedans. Ces vésicules contiennent un liquide incolore. C'est ce tissu vésiculaire
qui est l'organe irritable.

Le sainfoin oscillant offre des phénomènes d'irritabilité plus remarquables que ceux de la sensitive;
car le mouvement de ses folioles dépend d'une cause
excitatrice intérieure sans cesse agissante, et qui paraît complètement indépendante de toute excitation
extérieure. Les petites folioles de la feuille de cette
plante s'élèvent et s'abaissent alternativement, et
toujours par petites saccades ; elles effectuent leur
descente en se fléchissant d'un côté, et elles opèrent
leur ascension en se fléchissant du côté opposé, en
sorte que le sommet de la foliole décrit une ellipse.
Cette oscillation s'effectue dans l'espace d'une ou de
deux minutes. Elle a lieu même pendant la nuit, et
s'arrête lorsque la plante est soumise à l'influence
d'un soleil ardent. Alors les folioles cessent de se
mouvoir, et leur pointe demeure fixement dirigée
vers le ciel; la grande foliole impaire prend la même
direction. C'est dans le pétiole des folioles qu'existe
l'organe irritable auquel est dû leur mouvement.
Nous venons de voir que, semblable à tous les organes irritables végétaux, il est composé de vésicules

dont la grosseur est décroissante ; ainsi, il n'y a pas de
doute que l'action de cet organe irritable ne dérive
d'une tendance à l'incurvation : c'est effectivement ce
que l'expérience démontre. J'ai divisé ce pétiole en
deux moitiés longitudinales ; à l'instant ces deux
moitiés se sont courbées en arc dont l'épiderme occupait la convexité. Cette incurvation devint plus
profonde en plongeant ces petits arcs dans l'eau.
Ainsi, leur incurvation en dedans avait lieu par endosmose. Je transportai ces petits arcs dans le sirop
de sucre ; ils se redressèrent, et ensuite se courbèrent
en dehors. Cette nouvelle incurvation avait lieu par
exosmose. Ainsi, l'action de l'organe irritable du sainfoin oscillant est exactement semblable à celle de tous
les autres organes irritables végétaux. Je divisai longitudinalement un pétiole en deux parties très-iné-
gales ; il n'y avait qu'une lame très-légère de tissu qui
fût enlevée d'un côté. Le plus volumineux de ces
fragmens de pétiole se courba en arc, dont la concavité était tournée du côté de la section. L'ayant
plongé dans l'eau, il se redressa, et immédiatement
ensuite il se courba de nouveau, s'agitant ainsi comme
un vermisseau. La raison de ces deux mouvemens en
sens opposé est facile à saisir. Le pétiole s'est d'abord
courbé dans le sens voulu par la prédominance d'action d'incurvation du côté qui avait conservé son intégrité ; ce côté ayant sa masse entière, l'emportait
par cela même sur le côté affaibli par l'ablation d'une
partie de sa masse ; mais ce dernier, dont l'épiderme

était enlevé, absorbait l'eau avec plus de facilité et de rapidité que ne le faisait son antagoniste; cette cause ayant fait prédominer sa force d'incurvation, malgré son infériorité de masse, il opéra le redressement du pétiole. Mais cet effet ne pouvait être que momentané. L'eau ayant bientôt pénétré dans le tissu du côté intact, provoqua l'endosmose de ses vésicules, et lui rendit sa prédominance de force d'incurvation. Après l'accomplissement de ce dernier phénomène, le pétiole courbé en arc conserve cette position, et reste immobile dans l'eau. J'ajoutai une goutte d'acide nitrique à l'eau dans laquelle était plongé ce pétiole. A l'instant, le pétiole courbé en arc se redressa, puis il se courba de nouveau, et plus profondément qu'auparavant. Cette expérience concourt avec celles rapportées plus haut, pour prouver que l'accession d'un acide provoque l'exercice de l'irritabilité ou de l'incurvabilité végétale avec plus d'énergie, mais de la même manière que le fait l'accession de l'eau pure. Ce fait est très-remarquable, parce qu'il coïncide avec ce fait connu, que les acides provoquent l'exercice de la contraction chez les animaux.

Le pétiole de sainfoin oscillant, auquel on a conservé son intégrité, n'exécute aucun mouvement d'incurvation quand on le plonge dans l'eau. Alors ce liquide pénètre également dans toutes les parties de son tissu; et de l'égalité d'endosmose qui en résulte, naît l'équilibre des forces antagonistes

6

d'incurvation, qui existent dans l'organe irritable de ce pétiole.

Il résulte de ces observations, que le pétiole des petites folioles du sainfoin oscillant possède, comme le bourrelet de la sensitive, des ressorts antagonistes situés de chaque côté de l'axe commun, et qui tendent tous à se courber en arc, dont l'épiderme occupe la convexité. Il existe autant de ces ressorts antagonistes qu'il y a de diamètres dans la coupe transversale du pétiole; mais les deux ressorts supérieur et inférieur sont ceux dont l'action est la plus énergique et la plus étendue. Chez le sainfoin oscillant, l'action successive de ces ressorts concentriques se manifeste dans le mode d'oscillation des folioles. J'ai dit plus haut que les folioles effectuent leur descente en se fléchissant d'un côté, et qu'elles opèrent leur ascension en se fléchissant du côté opposé, en sorte que le sommet de la foliole décrit une ellipse. Ainsi, il y a dans le pétiole une action d'incurvation qui est révolutive autour de l'axe du pétiole, mais cette action est prédominante dans les deux sens supérieur et inférieur. En supposant par la pensée un grand nombre de ressorts disposés autour de l'axe du pétiole, et tendant tous à tourner vers lui la concavité de leur courbure, nous verrions chacun de ces ressorts entrer successivement en action par l'effet d'une cause déterminante qui serait révolutive autour de l'axe du pétiole. Les ressorts supérieur et inférieur seraient ceux dont l'action aurait le plus d'étendue. De là résulterait l'oscillation

en ellipse, que présentent les folioles du sainfoin oscillant. Cette supposition est exactement ce qui existe,
excepté qu'il n'y a point dans le pétiole un grand
nombre de ressorts, mais bien un seul ressort tubu-
leux dont toutes les parties ont une tendance concen-
trique à l'incurvation, et agissent les unes après les
autres, lorsqu'elles subissent l'accession de la cause à
marche révolutive, qui détermine l'endosmose de
leurs vésicules, et par suite la prédominance de leur
force d'incurvation. Les deux ressorts supérieur et
inférieur ont sur les ressorts latéraux une prédominance d'action qu'ils doivent, à ce qu'il m'a paru, à
la prédominance de leur volume. L'action successive
de ces ressorts dans le sens d'une révolution autour
de l'axe du pétiole, atteste qu'ils sont successivement
rendus turgides par l'accession de la sève lymphatique, qui détermine l'endosmose de leurs vésicules composantes. Mais nous ignorons entièrement
quelle est cette cause impulsive de la sève lympha-
thique, qui, dans cette circonstance, donne au liquide séveux une marche révolutive autour de l'axe
du pétiole.

Il résulte de ces observations, que le mécanisme de
l'irritabilité du sainfoin oscillant est exactement le
même que celui de l'irritabilité des autres végétaux
irritables; il n'y a d'inconnu, ici comme chez la sensitive, que la cause intérieure et vitale qui meut la
sève lympathique pour opérer son accession aux vésicules de l'organe incurvable. Cette motion de la sève,

considérée comme cause excitatrice immédiate de l'incurvation, paraît avoir lieu suivant une ligne droite
chez la sensitive. Elle s'effectue en tournant autour
de l'axe du pétiole, chez le sainfoin oscillant.

DIRECTION DES TIGES

VERS LE CIEL,

ET DES RACINES

VERS LA TERRE.

———————⟶◦◦◦⟵———————

La tendance des tiges vers le ciel et la tendance inverse des racines vers le centre de la terre, est un des phénomènes les plus mystérieux de la végétation. J'ai démontré, dans un précédent ouvrage (1), que cette double tendance dérive d'une action organique et vitale exercée par le végétal, et qu'elle n'est point du tout le résultat d'actions immédiates extérieures, telles qu'une attraction qui attirerait les racines, ou bien une répulsion qui repousserait les tiges. Le mécanisme de cette action organique et vitale va être dévoilé par les observations et les expériences suivantes.

J'ai démontré, dans un précédent ouvrage (2), que

---

(1) *Recherches anatomiques et physiologiques sur la structure intime des animaux et des végétaux, et sur leur motilité.*

(2) *Recherches sur l'accroissement des végétaux.*

le végétal est composé de deux systèmes concentriques, le système cortical et le système central, et
que ces deux systèmes sont composés de parties semblables ou analogues, disposées en sens inverses. Dans
le système central, la moelle ou médulle centrale occupe le centre; dans le système cortical, le paren-
chyme ou médulle corticale occupe la circonférence.
Ce sont ces deux médulles et quelques vaisseaux et
trachées qui composent toute l'organisation des tiges
et des racines naissantes. Or, il est d'observation que,
dans les tiges naissantes, la médulle centrale l'emporte en volume sur la médulle corticale. Au contraire, dans les racines naissantes, la médulle corticale l'emporte en volume sur la médulle centrale,
dont l'existence est même difficilement appréciable
dans la plupart des circonstances. Cette prédominence inverse des deux médulles dans les tiges et
dans les racines est un premier fait qu'il faut noter.

Les deux médulles, corticale et centrale, sont com-
posées de vésicules agglomérées et remplies par un
liquide dense. Or, une disposition organique très-im-
portante de ces deux médulles, et qui n'a point encore été observée, est celle-ci : dans la médulle corticale, les vésicules, grandes en dehors, vont en décroissant de diamètre vers le dedans, où elles sont le
plus petites; au contraire, dans la médulle centrale,
les vésicules petites en dehors vont en augmentant
de diamètre vers le centre. Cette disposition est plus
ou moins facile à voir chez tous les végétaux. La

moelle offre toujours de grandes vésicules dans son
centre ; ces vésicules vont en décroissant de grandeur
jusqu'à l'étui médullaire, dans le voisinage duquel
elles sont le plus petites. On peut faire cette observation chez tous les végétaux, même chez ceux dont la
tige est fistuleuse. Chez ces derniers, la moelle forme
les parois du canal central, et les vésicules composantes offrent comme à l'ordinaire une grandeur décroissante de dedans en dehors. Je citerai ici le pissenlit (*leotondon taraxacum*) comme l'une des plantes
herbacées chez lesquelles cette disposition est le plus
facile à observer. La tige ou hampe de ce végétal est
fistuleuse ; son canal médian occupe le centre de la
médulle centrale, qui, blanche et diaphane, forme
les parois immédiates de ce canal. En dehors existe
le système cortical, dont l'épaisseur est moindre, qui
est de couleur verte, et qui contient les vaisseaux du
suc laiteux. Une tranche mince et longitudinale de
cette tige étant soumise au microscope, on voit avec
la plus grande facilité le décroissement des vésicules
de dedans en dehors ; à l'intérieur, elles ont acquis
tant de développement, que la surface interne du
canal central s'est garnie d'une multitude de plis
transversaux, résultat de l'augmentation dispropor-
tionnelle de cette surface par le développement considérable des vésicules agglomérées qui composent le
tissu médullaire auquel elle appartient. Le système
cortical de la tige du pissenlit est si mince, qu'il n'est
guère possible de voir l'ordre de décroissement des

vésicules dont il est composé; mais cela se voit sans
difficulté dans le système cortical de la racine de cette
même plante. La racine du pissenlit offre un système
cortical très-volumineux et un système central très-
exigu. Une tranche longitudinale du système cortical
étant soumise au microscope, on voit sans difficulté que
les vésicules articulées, dont elle paraît entièrement
composée, sont décroissantes de grandeur de dehors
en dedans. Il résulte de cette organisation inverse du
système central et du système cortical, que ces deux
systèmes étant isolés et divisés en lanières longitudinales, ces lanières, quand elles appartiennent au système cortical, doivent tendre à se courber en dedans;
et quand elles appartiennent au système central, doivent tendre à se courber en dehors. C'est effectivement ce que l'expérience démontre. Une lanière longitudinale d'écorce, prise sur une plante herbacée ou
sur une branche très-jeune d'un végétal ligneux, étant
plongée dans l'eau, se courbe en dedans. Si on la
plonge ensuite dans le sirop de sucre, elle se courbe
en dehors. Pour que cette expérience réussisse bien,
il faut, chez les végétaux ligneux, enlever l'épiderme
qui s'opposerait à la prompte et facile absorption de
l'eau par la partie qu'il recouvre. Au contraire, une
lanière longitudinale du système central, prise sur
une plante herbacée ou sur une branche très-jeune
de végétal ligneux, étant plongée dans l'eau, se courbe
en dehors; transportée dans le sirop de sucre, elle se
courbe en dedans. Les mêmes phénomènes s'obser-

vent sur le système cortical et sur le système central des racines. Ainsi, les tiges et les racines se ressemblent exactement sous le point de vue de ce phénomène physiologique, et par conséquent sous le point de vue de la disposition organique à laquelle ce phénomène est dû. Il résulte de ces observations, que les médulles corticale et centrale sont de véritables organes irritables dont la tendance à l'incurvation a lieu dans des sens diamétralement opposés. Or, comme ces deux systèmes sont cylindriques, et que les parties diamétralement opposées de chaque cylindre tendent à l'incurvation, toutes les deux en dedans, ou toutes les deux en dehors avec une même force, il en résulte que le caudex végétal conserve sa rectitude ; elle est le résultat de l'équilibre parfait de toutes les tendances concentriques à l'incurvation. Les expériences qui viennent d'être rapportées prouvent que cette incurvation dépend, comme celle de tous les organes irritables végétaux, 1° de la grandeur décroissante de leurs vésicules composantes, qui offrent d'un côté de la *capacité en plus,* et de l'autre côté de la *capacité en moins ;* 2° de ce que ces vésicules contenant un liquide organique d'une densité quelconque, elles exercent l'endosmose lors de l'accession de l'eau, et l'exosmose lors de l'accession extérieure d'un liquide plus dense que celui qu'elles contiennent. Ainsi, d'une part, *capacité en plus* et *capacité en moins* des vésicules, et d'une autre part, *densité en plus* et *densité en moins* des deux liquides intérieur et

extérieur. Voilà les conditions fondamentales de toute
incurvabilité végétale, et ce sont effectivement les
causes des incurvations spontanées qu'affectent les
tiges et les racines. Ces caudex possèdent dans leurs
médulles corticale et centrale des organes de mouvement en action d'incurvation permanente, et que
l'équilibre parfait de leur antagonisme circulaire con-
damne au repos dans l'état naturel; mais qu'une cause
quelconque vienne à rompre cet équilibre, cette égalité parfaite d'action d'incurvation, à l'instant les caudex végétaux se courberont dans le sens déterminé
par l'action d'incurvation de celui de leurs côtés dont
la force sera prépondérante. Il ne s'agit donc que de
déterminer les causes particulières qui, en détruisant
l'équilibre auquel les caudex végétaux doivent leur
situation immobile, les détermine à se courber pour
affecter des directions spéciales.

La prédominence de l'incurvation en un sens déterminé, dans une tige ou dans une racine, atteste
nécessairement la rupture de l'équilibre qui primitivement maintenait chacun de ces caudex dans la rectitude, par l'égalité des tendances concentriques à
l'incurvation. Le moyen le plus simple de rompre cet
équilibre est de fendre en deux, longitudinalement,
chacun de ces caudex. Je fais cette opération, par
exemple, sur une tige et sur une racine de haricot
nouvellement germé. Considérons séparément ici la
tige et la racine. La tige offre une prédominence du
système central sur le système cortical ; ces deux sys-

tèmes tendent à se courber en sens inverse : or, dans
la moitié de tige il y aura une forte tendance du système central à se courber en dehors, et une tendance
plus faible du système cortical à se courber en dedans, en raison de la prédominence de masse du premier de ces systèmes. Si donc l'on plonge cette moitié
de tige dans l'eau, elle se courbera en dehors par
l'effet de l'endosmose, et avec une force qui sera égale
à l'excès de la tendance à l'incurvation en dehors du
système central sur la tendance à l'incurvation en
dedans du système cortical. Si l'on transporte cette
moitié de tige dans le sirop de sucre, elle perdra sa
courbure en dehors et se courbera en dedans, par
l'effet de l'exosmose.

La même expérience, faite sur la moitié de racine
de haricot fendue longitudinalement, donne des résultats inverses. La racine offre une prédominence du
système cortical sur le système central; par conséquent la tendance du système cortical à se courber
en dedans l'emportera sur la tendance du système
central à se courber en dehors; et la moitié de racine
étant plongée dans l'eau, se courbera en dedans avec
une force égale à l'excès de la tendance du système
cortical à se courber en dedans, sur la tendance du
système central à se courber en dehors : cet effet sera
dû à l'endosmose. Si l'on transporte cette moitié de
racine dans le sirop de sucre, elle perdra sa courbure
en dedans, et prendra une courbure en dehors par
l'effet de l'exosmose.

Nulle tige ne manifeste avec plus d'énergie les tendances à l'incurvation dont il vient d'être question, que la tige ou hampe du pissenlit. Une lanière longitudinale de cette tige fistuleuse étant plongée dans l'eau, se roule en dehors sous forme d'une spirale très-serrée. Cette incurvation en dehors a lieu également sans plonger la lanière de tige dans l'eau; mais cette incurvation est bien moins profonde. Si l'on transporte cette lanière de l'eau dans le sirop de sucre, elle perd sa position roulée en dehors, se redresse, et se roule en spirale en dedans. Cette incurvation en dedans est le résultat de la déplétion générale des vésicules par l'effet de l'exosmose. Cela se voit de la manière la plus facile, en soumettant au microscope une petite lanière de tige de pissenlit plongée dans du sirop. On voit ses vésicules composantes, et spécialement les plus grandes, qui sont situées à la partie intérieure, se vider et devenir plus petites. Si on laisse une tige de pissenlit se flétrir un peu avant de la diviser en lanières longitudinales, ces lanières ne se courberont point en dehors dans l'air, comme cela a lieu pour ces mêmes lanières lorsqu'elles appartiennent à une plante fraîche, c'est-à-dire qui contient beaucoup de sève lymphatique. C'est donc l'accession de cette sève lymphatique sur les vésicules remplies d'un liquide dense, qui, dans l'état naturel, provoque l'endosmose de ces vésicules, et par suite l'incurvation du tissu qu'elles forment par leur assemblage. Ces lanières à demi-flétries sont dans l'état de flaccidité. Si on les plonge dans l'eau, elles reprennent promptement, par l'accession de ce liquide, leur tendance à l'incurvation en dehors. Ainsi, nous voyons que partout l'incurvabilité exige, pour son exercice, l'accession d'un liquide extérieur sur les vésicules qui composent le tissu incurvable, et que ce liquide extérieur est toujours la sève lymphatique, lorsque l'incurvation a lieu par endosmose.

Nous venons de voir que l'incurvation inverse des moitiés longitudinales de tige et de racine est le résultat du défaut d'équilibre en sens opposé, qui existe entre les tendances inverses à l'incurvation des systèmes cortical et central de chacune de ces moitiés de caudex végétal. Ceci va nous conduire à la connaissance de la cause qui détermine les tiges et les racines à se courber dans leur entier en sens opposé, sous l'influence de la pesanteur.

J'ai couché horizontalement une tige ou hampe de pissenlit, et je l'ai maintenue dans cette position au moyen d'un poids placé sur la moitié de sa longueur. Au bout de vingt-quatre heures, la tige couchée s'était redressée et dirigée vers le ciel, en se courbant dansle voisinage de l'obstacle. Je détachai cette tige du sol, j'en retranchai les parties qui avaient conservé leur rectitude. Je ne voulais étudier que la partie courbée. Je fendis longitudinalement cette partie courbée en deux, en suivant le sens de la courbure ; j'obtins de cette manière deux moitiés de tige courbées, l'une *aa* (fig. 4) dont l'épiderme occupait la concavité dirigée dans l'état naturel vers le ciel, l'autre *bb* dont l'épiderme occupait la convexité dirigée dans l'état naturel vers la terre. Ainsi, la première, ou celle d'en haut, était courbée en dehors, et la seconde, ou celle d'en bas, était courbée en dedans. Or, il arriva que la première *aa* augmenta son incurvation en dehors, et que la seconde *bb* perdit une partie de son incurvation en dedans, et tendit à se redresser. Ce phénomène devint encore plus sensible en retranchant deux lanières latérales à chacune de ces deux moitiés de tige fistuleuse, et en ne conservant ainsi qu'une seule lanière médiane pour chacune de ces moitiés. La lanière médiane de la portion supérieure *aa* se courba plus fortement en dehors, la lanière médiane de la portion inférieure *bb* se redressa complètement. Cette observation prouve que la moitié inférieure *bb* était courbée en dedans *malgré elle*, ou dans le sens opposé à celui de sa tendance naturelle à l'incurvation. Etant abandonnée à elle-même par sa séparation de la moitié supérieure *aa*, elle tendait au redressement et à l'incurvation en dehors, qui était le sens naturel de sa tendance, mais cette tendance naturelle à l'incurvation en dehors était affaiblie, elle n'était pas à beaucoup près aussi énergique que celle de la portion supérieure *aa*. Ainsi, dans la plante vivante et sur pied, les deux moitiés longitudinales de tige *aa* et *bb* tendaient toutes les deux à l'incurvation en dehors, comme c'est l'ordinaire. Mais cette tendance à l'incurvation en dehors étant affaiblie dans la moitié longitudinale inférieure *bb*, et la moitié longitudinale supérieure *aa* ayant conservé sa tendance à l'incurvation en dehors dans toute son intégrité, il est résulté de cette rupture d'équilibre, que la moitié de tige supérieure *aa*, par sa prédominence d'action d'incurvation en dehors, a courbé la tige toute entière dans le sens d'incurvation qui lui est propre. La moitié de tige inférieure *bb* ayant une action d'incurvation en dehors moindre, a été vaincue et entraînée *malgré elle* dans un état de courbure contraire à celui qui résulte de sa tendance naturelle. Ainsi, la courbure que prend une tige couchée horizontalement, pour diriger son sommet vers le ciel, dépend de la rupture de l'équilibre ou de l'égalité d'action d'incurvation en dehors dans ses deux moitiés longitudinales supérieure et inférieure. Cette dernière, qui regarde la terre, étant affaiblie, et son antagoniste, qui regarde le ciel, ayant conservé toute sa force, la tige toute entière est courbée dans le sens d'incurvation en dehors et en haut, qui est propre au côté vainqueur, et le sommet de la tige se trouve ainsi dirigé vers le ciel. Passons actuellement à la cause de la direction des racines vers la terre.

J'ai pris un haricot germé, dont la radicule, parfaitement droite, avait acquis une longueur d'environ un pouce. Je donnai à cette radicule une position horizontale, et bientôt elle se courba pour diriger sa pointe vers la terre. Je détachai cette racine courbée,

et je la fendis longitudinalement en deux, en suivant
le sens de la courbure. J'obtins, de cette manière,
deux moitiés de racine courbées, l'une *aa* (fig. 5),
dont l'épiderme occupait la convexité, dirigée, dans
l'état naturel, vers le ciel; l'autre *bb*, dont l'épiderme
occupait la concavité, dirigée, dans l'état naturel,
vers la terre. Ainsi, la première, ou celle d'en haut,
était courbée en dedans, et la seconde, ou celle d'en
bas, était courbée en dehors. Ayant plongé ces deux
moitiés de racine dans l'eau, la moitié supérieure *aa*
augmenta sa courbure; la moitié inférieure *bb*, au
contraire, perdit la sienne et se redressa. Par conséquent, dans cette circonstance, la moitié inférieure
bb était courbée en dehors, *malgré elle*, ou dans le
sens contraire à celui de sa tendance naturelle à l'incurvation, tendance qui, chez les racines, a lieu *en
dedans*, ainsi que nous l'avons vu plus haut. Cependant, cette moitié longitudinale de racine *bb*, plongée
dans l'eau, ne fit que perdre sa position forcément
courbée en dehors, elle atteignit la rectitude sans se
courber en dedans, comme cela a lieu ordinairement.
Cette moitié longitudinale inférieure *bb* a donc perdu
une partie de sa tendance à l'incurvation en dedans:
cette tendance est affaiblie; or, comme cette même
tendance naturelle à l'incurvation en dedans existe
dans toute son intégrité chez la moitié longitudinale
supérieure *aa*, il résulte de cette rupture d'équilibre,
ou de cette inégalité de force d'incurvation en dedans,
dans les deux côtés supérieur *aa* et inférieur *bb*, que

ce dernier est vaincu par la prédominance de force d'incurvation, en dedans et en bas de son côté antagoniste *aa*; de cette manière, la pointe de la racine se trouve ramenée vers la terre.

Une conclusion importante se déduit de ces deux observations. Dans la tige courbée (fig. 4), comme dans la racine courbée (fig. 5), c'est toujours le côté supérieur *aa* qui est vainqueur du côté inférieur *bb*, et qui lui imprime de force le mode de courbure qui lui est propre. Cette prédominance d'action d'incurvation du côté supérieur *aa* provient, dans la tige comme dans la racine, de l'affaiblissement de l'action d'incurvation dans le côté inférieur *bb*. Quelle est donc la cause qui, dans une tige ou dans une racine couchée horizontalement, affaiblit la tendance à l'incurvation qui est propre au côté de cette tige ou de cette racine qui regarde la terre? C'est encore l'expérience qui va nous résoudre ce dernier problême. Reportons-nous d'abord à nos connaissances précédemment acquises. Nous savons que la force d'incurvation est proportionnelle à la force de l'endosmose des vésicules qui composent le tissu incurvable ; par conséquent, l'affaiblissement de cette force d'incurvation provient de l'affaiblissement de l'endosmose. Il s'agit donc de déterminer quelle est, dans cette circonstance, la cause de l'affaiblissement de l'endosmose. Cet affaiblissement peut avoir lieu de trois manières : 1° par le défaut d'accession de la sève lymphatique en quantité suffisante; 2° par la diminu-

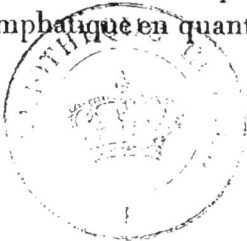

7

tion de densité du liquide intérieur des vésicules; 3° par
l'augmentation de densité de la sève lymphatique,
qui est ici le liquide extérieur aux vésicules. Il n'existe
aucune raison pour qu'il y ait une diminution dans
la quantité de sève lympathique que reçoit la partie
latérale inférieure des caudex végétaux, couchés horizontalement; il n'existe, de même, aucune raison
pour que le liquide intérieur des vésicules composantes de cette même partie latérale inférieure éprouve
de la diminution dans sa densité par l'effet de la pesanteur. L'exclusion de ces deux premières manières dont
peut avoir lieu l'affaiblissement de l'endosmose, nous
met dans la nécessité d'adopter la troisième, et nous
allons voir cette adoption confirmée et légitimée par
l'expérience. Lorsque deux liquides, imparfaitement
mêlés, sont réunis dans un même vase, le plus dense
se précipite vers la partie inférieure, et le moins
dense occupe la partie supérieure. Or, la sève lymphatique n'est point un liquide homogène et partout
le même; lors de son introduction dans le végétal, ce
n'est que de l'eau pure; cette eau acquiert peu à peu
une densité plus considérable, par la dissolution
qu'elle opère des liquides organiques. Ce fait est bien
prouvé par les expériences de M. Knight. Lorsqu'un
caudex végétal est couché horizontalement, la sève la
plus dense doit se précipiter vers le côté qui regarde
la terre; la sève la plus aqueuse, et par conséquent
la plus légère, doit demeurer dans le côté qui regarde
le ciel.

Cette induction rationnelle est pleinement confirmée par l'expérience. Je pris de jeunes tiges de bourache dont j'avais sollicité le redressement vers le
ciel, en les maintenant courbées vers la terre. Je retranchai les parties droites de ces tiges, et ne conser-
vai que les portions courbées. Je fendis en deux ces
tiges courbées par une section longitudinale prati-
quée dans le sens de la courbure, de la même manière que cela est représenté pour la tige du pissenlit,
dans la fig. 4. Je plongeai ces deux moitiés de tige
dans l'eau : elles se précipitèrent au fond, parce que
leur pesanteur spécifique était plus considérable que
celle de l'eau. Je les transportai dans de l'eau sucrée,
suffisamment dense pour que ces deux moitiés de tige
surnageassent ; alors j'ajoutai de l'eau peu à peu à la
solution sucrée, et je diminuai ainsi sa densité d'une
manière graduelle ; bientôt je vis la moitié de tige
inférieure, c'est-à-dire celle qui, dans l'état naturel,
était située du côté de la terre, se précipiter au fond
du liquide, tandis que la moitié de tige supérieure
continuait de surnager. J'ai répété cette expérience
un grand nombre de fois, et toujours avec le même
résultat. Je dois faire observer ici que l'on ne doit
faire cette expérience qu'avec des plantes dont la
moelle est entièrement remplie de liquides, et ne
contient point d'air du tout. Or, les jeunes tiges de
bourache remplissent parfaitement à cet égard les
vues de l'expérimentateur ; il faut avoir soin seulement qu'il ne reste point de bulles d'air adhérentes

aux poils dont l'écorce de la plante est chargée. Ces expériences prouvent que la tige qui s'est courbée pour se redresser, offre une pesanteur spécifique plus grande dans sa moitié longitudinale inférieure que dans sa moitié longitudinale supérieure ; celle-ci contient donc des liquides dont la densité est plus grande que ne l'est la densité des liquides contenus dans la moitié supérieure. Cette déduction est rigoureuse ; car la matière solide du végétal, qui consiste toute entière dans les parois des vésicules ou des tubes, n'est pas susceptible d'augmenter de pesanteur d'un instant à l'autre. La sève lymphatique, au contraire, peut devenir plus dense en très-peu de temps dans la partie latérale qui regarde la terre, chez une tige ou chez une racine placée horizontalement, parce que la pesanteur précipite nécessairement vers la partie inférieure la portion la plus dense ou la plus pesante de cette sève, dont la diffusion s'opère avec la plus grande facilité dans le tissu végétal. Les résultats de cette précipitation de la sève, la plus dense dans la partie latérale inférieure des caudex placés horizontalement, sont faciles à déduire. Nous avons vu plus haut que l'accession extérieure de la sève lymphatique sur les vésicules composantes des tissus incurvables, est la cause de l'endosmose de ces vésicules, et par suite la cause de l'incurvation des tissus qu'elles composent. Or, plus ce liquide extérieur est dense, moins il y a de force d'endosmose dans les vésicules, moins par conséquent il y a de force d'incurvation. La partie

latérale des caudex horizontaux qui regarde la terre,
contenant une sève lymphatique plus dense que ne
l'est celle que contient la partie latérale opposée qui
regarde le ciel, il en résulte une rupture de l'équilibre qui existait antérieurement entre les tendances
concentriques à l'incurvation. Le côté inférieur se
trouve affaibli, le côté supérieur a conservé toute la
force de sa tendance à l'incurvation; dès lors ce dernier, doué d'une force prédominante, entraîne son
antagoniste vaincu dans le sens d'incurvation qui lui
est propre. Ce sens propre de l'incurvation est en
dehors pour la tige et en dedans pour la racine, par
conséquent dans la tige horizontale, le côté qui regarde le ciel se courbant en dehors, dirige le sommet
de cette tige vers le ciel; et dans la racine horizontale, le côté qui regarde le ciel se courbant en dedans,
dirige la pointe de cette racine vers la terre. Ces deux
caudex opèrent ensuite leur élongation, selon les directions opposées dans lesquelles ils sont constamment
maintenus par la cause qui les y a placés. Voilà tout
le mystère de ces deux directions spéciales opposées
l'une à l'autre. Il n'y a point, à proprement parler,
de tendance de la tige vers le ciel, ni de tendance de
la racine vers la terre; il n'existe dans ces caudex
végétaux que des tendances à l'incurvation dans des
sens diamétralement opposés, et qui sont mises en jeu
par l'action de la pesanteur, ce qui fait que ces caudex végétaux affectent la direction verticale.

Ce n'est pas seulement lorsque la racine et la tige

sont horizontales, qu'elles se fléchissent pour se diriger, la première vers la terre, et la seconde vers le ciel. Le retournement de ces caudex végétaux a lieu également lorsqu'ils sont verticalement placés dans une position renversée, c'est-à-dire la racine en haut, et la tige en bas. Il semblerait que, dans cette circonstance, la théorie que je viens d'exposer ne serait point applicable, puisqu'il n'y aurait point de *côté* ou *de partie latérale inférieure* vers laquelle la sève la plus dense ait à se précipiter. Mais il ne faut pas perdre de vue que la rectitude mathématique n'appartient point aux caudex végétaux; il en résulte qu'il est impossible de donner à ces caudex renversés une position verticale dans le sens rigoureux et mathématique. J'ai expérimenté que lorsqu'on dirige vers le ciel des radicules de graines en germination, l'inflexion de ces radicules, pour se retourner, a toujours lieu du côté où elles ont une inclinaison, même la plus légère. La même chose a lieu pour les tiges; mais il est nécessaire de faire observer que ces expériences doivent être faites dans une obscurité complète, car la lumière possède sur les tiges une grande puissance pour opérer leur direction. Ainsi, c'est toujours la partie latérale la plus basse ou la plus voisine de la terre, qui, dans les caudex végétaux, perd une partie de la force de sa tendance naturelle à l'incurvation. Il n'est pas nécessaire pour cela que cette partie latérale soit placée horizontalement; la plus légère déviation de la position verticale suffit pour produire

cet effet. On sent que s'il était possible qu'une radicule fût pourvue d'une force d'incurvation mathéma-
tiquement égale dans toutes ses parties latérales opposées, et qu'elle fût dirigée vers le ciel dans une
position verticale mathématique, elle resterait dans
cette position, n'y ayant aucune raison qui puisse la
déterminer à opérer son inflexion d'un côté plutôt
que d'un autre. Mais cette égalité mathématique dans
les forces opposées qui animent les côtés opposés de
la radicule n'existe point. Sa rectitude mathématique
n'existe point non plus; par conséquent, sa position
verticale mathématique est impossible; et quand bien
même cette position serait possible, la radicule ne
laisserait pas de trouver un moyen de commencement
d'inflexion dans le défaut d'une égalité mathématique entre les forces d'incurvation de ses parties latérales opposées; et dès lors, l'action de la pesanteur
agirait sur cette radicule fléchie, pour déterminer
l'achèvement de son inflexion : le même raisonne-
ment peut être fait par rapport à la tige.

Au reste, ce n'est que dans leur jeunesse, et tant
qu'ils conservent leur flexibilité, que les caudex végétaux peuvent opérer leur retournement, qui devient
impossible lorsqu'ils ont acquis de la dureté; aussi
les arbres, dont le bois est très-mou, conservent plus
long-temps que les autres cette propriété de se fléchir
spontanément. J'ai vu un peuplier (*populus fastigiata*)
de la grosseur du poignet, qui, placé accidentelle-
ment dans une position inclinée, se courba pour ra-

mener la partie supérieure de sa tige à la position
verticale; mais il lui fallut toute une période annuelle
de végétation pour opérer cette inflexion.

Lorsque des graines en germination sont fixées à la
circonférence d'une roue, soit verticale, soit horizontale, qui tourne avec une certaine rapidité, les tiges
se dirigent vers le centre de la rotation, et les racines
vers la circonférence. On doit la découverte de ce
phénomène à M. Knight, et j'en ai confirmé la réa-
lité par mes expériences. J'ai fait voir en même temps
que cette double direction des caudex végétaux n'a
point lieu lorsque la rotation trop lente ne produit
point de force centrifuge appréciable. La cause de
cette double direction est facile à déterminer. Les
deux caudex opposés d'une graine en germination A
(fig. 6), sont disposés tangentiellement à la circonférence d'une roue qui tourne rapidement sur son
axe; la force centrifuge projette la sève la plus dense
vers le côté extérieur *bb* de la tige et de la racine;
de là résulte l'affaiblissement de la force d'incurvation de ce côté, et la prédominance de force du côté
opposé *aa ;* dès lors le côté *a* de la tige, dont la force
est prédominante, et qui tend à se courber en dehors,
dirige le sommet de la tige vers le centre de la rotation; comme on le voit en B, le côté *a* de la racine,
dont la force est également prédominante, et qui
tend à se courber en dedans, dirige la pointe de la racine dans une direction opposée à celle de la tige.

Ces observations, comme on le voit, dévoilent

complètement le phénomène jusqu'ici si mystérieux de l'ascension des tiges et de la descente des racines. Ce phénomène est beaucoup plus simple qu'on ne paraissait le supposer. Certains esprits ont pu être tentés de croire qu'il existait là une sorte de *polarité* analogue à celle qui dirige les deux pôles opposés de l'aiguille aimantée vers les deux pôles de la terre, mais toutes les expériences portent à rejeter bien loin cette hypothèse. La double tendance qui résulte de la polarité appartient à toutes les parties dans lesquelles un aimant peut être divisé. Or, dans une tige séparée de sa racine, il n'existe plus de double tendance. C'est toujours sa partie demeurée libre et mobile qui se dirige vers le ciel. Ainsi, en supposant cette tige suffisamment entretenue de sève lymphatique et placée dans une position horizontale, on verra sa partie inférieure se diriger vers le ciel lorsque sa partie supérieure sera fixée invariablement. Si cette tige horizontale est fixée par son milieu, ses deux moitiés se dresseront également vers le ciel; si cette tige horizontale et ployée en arc est fixée par ses deux extrémités, cet arc horizontal se dressera, et deviendra vertical; il est donc bien prouvé qu'il n'existe dans la tige aucune *polarité*, aucune tendance à diriger spécialement son sommet vers le ciel; il n'y a point chez cette tige une disposition ou une organisation spéciale qui exige que son sommet soit en haut et que la base soit en bas. C'est simplement en sa qualité de partie libre et mobile, que le sommet de la tige est dirigé vers le ciel. La base de cette tige peut être artificiellement placée dans cette direction, sans qu'il en résulte aucun inconvénient pour le végétal. C'est ce qui arrive lorsqu'on plante des arbres *la tête en bas*. Ainsi, il n'y a point à douter que le phénomène de la direction spéciale qu'affecte la tige et la racine n'ait sa cause toute entière dans le mode particulier d'incurvation qui est propre à cette tige et à cette racine.

Il y a des tiges qui dirigent leur sommet vers la terre comme des racines. Cela provient indubitablement de ce que, par anomalie, elles possèdent la même organisation que les racines. Je n'ai point encore assez étudié ce phénomène.

Il y a des parties des végétaux qui se dirigent vers la lumière, il y en a d'autres qui la fuient. Je possède déjà plusieurs faits pour l'établissement de la théorie de ces deux directions spéciales opposées, mais ce travail est encore trop incomplet pour pouvoir être publié. Je puis dire seulement ici que je regarde comme certain que tous les phénomènes de direction spéciale que présentent les végétaux, soit dans leur action de rechercher ou de fuir la lumière, soit dans leur sommeil ou dans leur nutation, dépendent des diverses manières dont l'équilibre ordinaire de leurs forces d'incurvation peut être altéré par la présence ou par l'absence de la lumière. Ici s'ouvre un champ très-vaste de recherches extrêmement curieuses.

FIN.

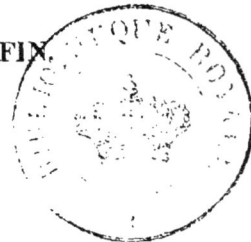

TABLE

DES MATIÈRES.

———

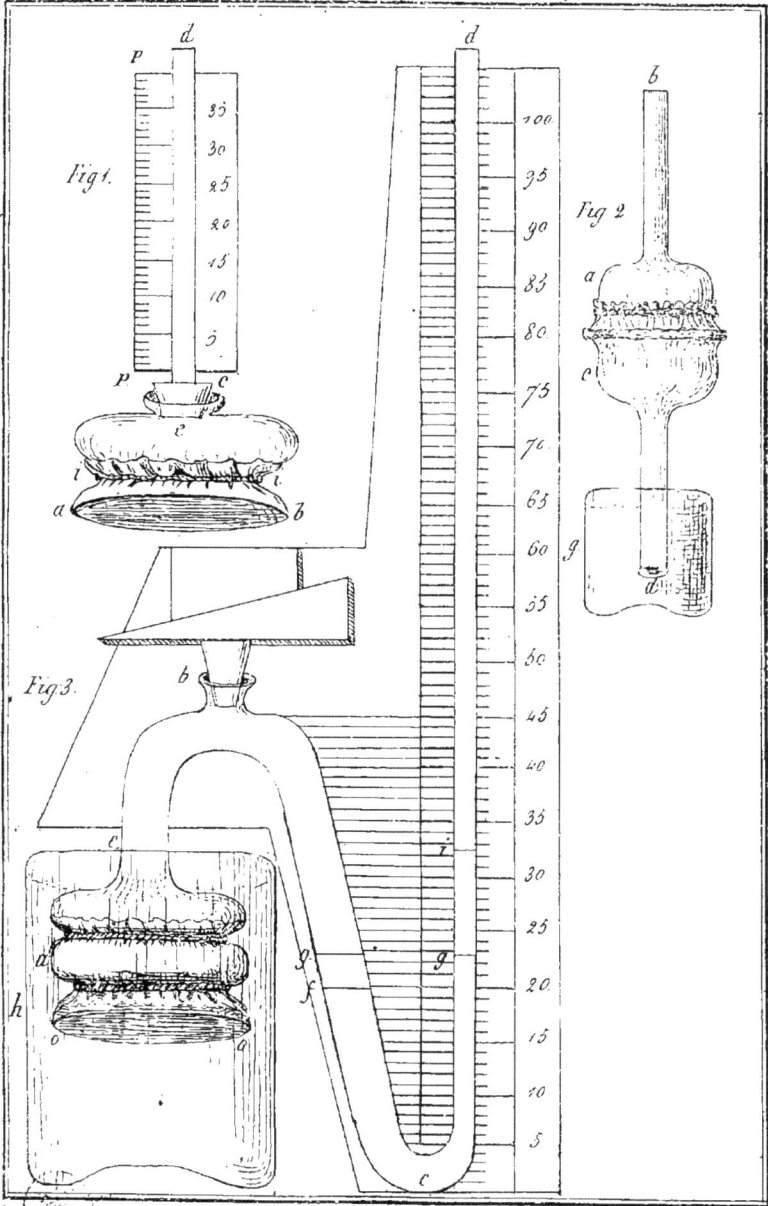

Fig 1.

Fig 2.

Fig 3.

35
30
25
20
15
10
5

100
95
90
85
80
75
70
65
60
55
50
45
40
35
30
25
20
15
10
5

B.R

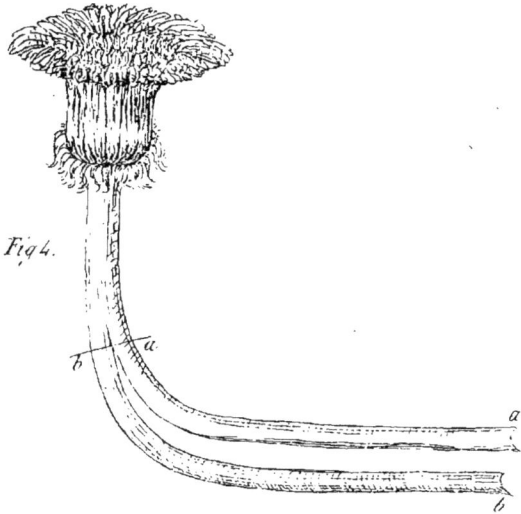

Fig 4.

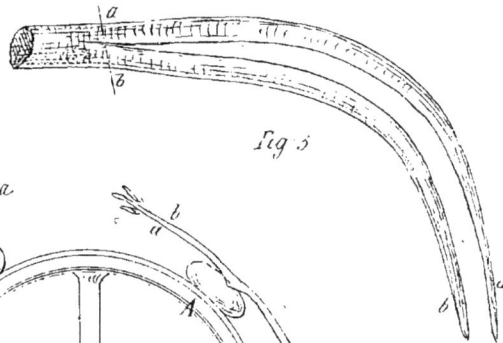

Fig 5

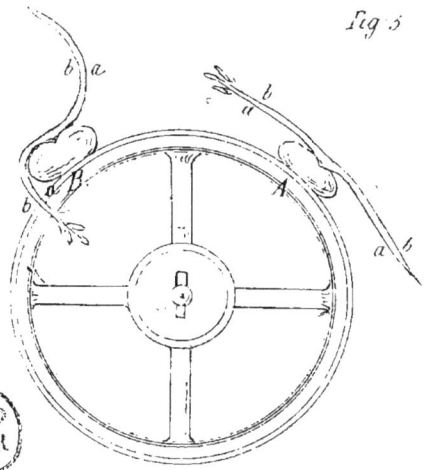

Fig 6

www.ingramcontent.com/pod-product-compliance
Lightning Source LLC
Chambersburg PA
CBHW071158200326
41519CB00018B/5273